普通外科基础与手术技巧

艾秋宝 牛 辉 陈 凯 吕文文 曾晓丽 朱广灿 主编

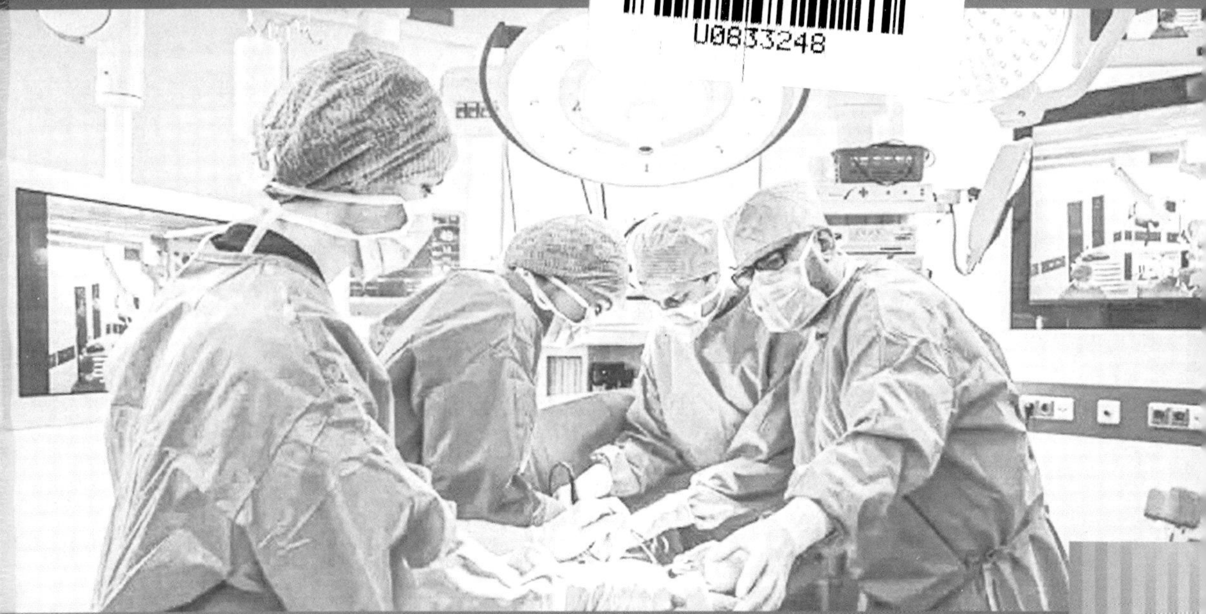

上海大学出版社

图书在版编目（CIP）数据

普通外科基础与手术技巧 / 艾秋宝等主编. -- 上海：上海大学出版社, 2024. 12. -- ISBN 978-7-5671-5190-1

Ⅰ. R6

中国国家版本馆CIP数据核字第202554MS20号

责任编辑　李　双

封面设计　品雅传媒

技术编辑　金　鑫　钱宇坤

普通外科基础与手术技巧

艾秋宝　牛　辉　陈　凯　吕文文　曾晓丽　朱广灿　主编

上海大学出版社出版发行

（上海市上大路99号　邮政编码200444）

（https://www.shupress.cn　发行热线 021-66135112）

出版人　余　洋

*

山东品雅文化传媒有限公司排版

上海华业装璜印刷厂有限公司印刷　各地新华书店经销

开本 710mm×1000mm　1/16　印张 11　字数 210 千

2024年12月第1版　2025年4月第1次印刷

ISBN 978-7-5671-5190-1/R·103　定价：98.00 元

编 委 会

主　编　艾秋宝　江西省新余市人民医院

牛　辉　北华大学附属医院

陈　凯　潍坊市中医院

吕文文　青州市人民医院

曾晓丽　新疆医科大学附属中医医院

朱广灿　河南省中医院（河南中医药大学第二附属医院）

副主编　王爱华　佳木斯大学附属第一医院

邹建军　杭州市红十字会医院

李桂兰　哈尔滨医科大学附属第四医院

陈百奇　哈尔滨医科大学附属第四医院

罗昭晶　永州市中心医院

蒋炳涧　湘西土家族苗族自治州人民医院（吉首大学第一附属医院）

王　静　中国人民解放军联勤保障部队大连康复疗养中心

王志刚　武警湖北省总队医院

赵　锁　中国人民解放军联勤保障部队第九七〇医院

编　委　王　莹　江苏省人民医院（南京医科大学第一附属医院）

吴　伙　安徽医科大学第一附属医院

前　言

近年来，随着现代影像技术、计算机技术、生物医学工程、分子生物学、微创外科及相关学科的快速发展，普外科临床诊疗中应用到的新技术、新方法层出不穷，普通外科疾病的临床诊疗方法也随之发生了一些改变。医学生及临床医师必须不断学习才能跟上时代的步伐。正是在这样的背景下，本书通过总结普通外科学理论的精华，结合普通外科临床工作的实践，阐述了普通外科疾病的基本概念、诊疗方法和各领域的新进展。

全书重点介绍了普外科常见疾病的诊断与治疗，包括甲状腺疾病、乳腺疾病、胃肠疾病、肝胆疾病、肛肠疾病及腹外疝等内容；在本书的编写过程中，以临床实践经验为基础，结合学科发展，系统阐述了相关基本理论、基本技能，重点针对临床常见病的诊断思路和治疗原则进行了详细描述，添加了大量临床实际病例、手术图片以及普外科部分疾病的最新临床指南。本书内容新颖，针对性与实用性强，有助于医学生和临床医师对疾病作出正确诊断和恰当的处理。

在本书编写过程中，我们虽力求做到写作方式和文笔风格一致，但由于编者较多，加之篇幅和时间有限，因此难免有一些疏漏和不足，恳请广大读者予以批评指正。

编　者

2024 年 10 月

目 录

第一章

外科重症监测、治疗及复苏

第一节　概述

一、外科监护室的组织结构

随着社会的进步，人们对医疗的要求不断提高，既往限于技术难以开展的手术逐步开展，而老龄人口的急剧增加，受原有基础疾病的影响恢复缓慢，各种意外创伤等发生的机会较前显著增加。在上述患者的治疗过程中手术仅是一部分，术后处理则是患者能否最终康复的关键，因此，临床上迫切需要一个专门场所，由受过专业培训的医护人员负责患者的救治工作，使他们能够顺利度过围术期。

在危重医学的发展史上，一个里程碑的事件发生在 19 世纪中叶，先驱南丁格尔在手术室边设立了术后患者恢复病房，将术后患者集中管理。她撰文写道："在小的乡村医院里，把患者安置在一间与手术室相通的小房间内，直至患者恢复或至少缓解手术的即时影响已不鲜见。"此后，这种小房间除了收住术后患者外，又进一步扩大到收住失血、休克等危重外科患者，这便是术后恢复室和早期监护病房的雏形。

随着医院规模的扩大及病房功能的增加，出现了专科病房，用以收住专科患者。外科监护室（SICU）则是专门收治严重创伤　重大手术后生命体征不稳定或出现外科相关严重并发症的患者的专门科室，其工作包括持续监测和相关治疗。

外科监护室的床位，通常占医院外科总床位的2%~5%不等。以心胸外科、神经外科等术后需严密监测生命体征的科室为特色的医院，应有较多床位。外科监护室通常位于手术室附近，并有血库支持。环境整洁，隔音良好，其附近有宽敞通道和电梯方便患者转运。SICU的空间要相对足够大，以便于治疗和减少患者之间的相互干扰。有良好的通风条件和消毒条件，以保证SICU可以定期通风和消毒，有条件的医院可以安装层流装置。原则上，应保证所有的患者均在医务人员的严密监护之下，同时防止病员之间的交叉感染。目前较为流行的设置：一是将医务人员工作处安置在室内的中央，工作区的两侧安排8~10张床位。在大病室内安排有2间以上单间病房，以安置需要隔离的或病情危重的患者。二是将大多数床位放置于小房间内，且每间都有洗手装置，以求最大限度减少病员之间的交叉感染和情绪影响。

外科监护室病床与护士比例为1∶(2~3)，发达国家该比例则高达1∶4，病床与医师之比为1∶0.5，并配备一定数量工勤人员。在一些发达国家和地区，尚有大量医技人员如呼吸治疗师、药剂师、康复师、营养师等在其中协助治疗患者。因为大量仪器设备需要维护保养，一些日常检查如血液气体分析、电解质测定等须在监护室中直接完成，配备一名专职技术人员也是必要的。

为达到严密监测和有效治疗患者的目的，监护室必然配备大量医疗仪器。一般而言，监护室须配备心电监护系统、人工呼吸机、各种液体滴注泵或药物输注泵、电击除颤仪等。此外，尚需配备血液气体分析仪、电解质测定仪、纤维支气管镜、超声诊断仪、体温调节装置、血液净化装置以及便于运送用的简易呼吸机等。对一些专科监护室，则须配置相应的监护装置，例如，以神经外科患者为主的ICU，可以配置颅内压监测装置、脑氧饱和度监测装置等；心脏外科监护室，可以配置心脏超声仪、心功能测定仪等。

近年来，由监护系统演化出了医院内临床数据和图像传输系统，使患者的检验、检查所得数据和图像得以在科室间高效传输，大大提高了临床工作效率。几乎所有的患者治疗情况包括病史，检验、检查结果等，均可以电子病历的形式整合。而远程网络切入功能使得相关医师即使远离患者，也可即时获得患者的临床治疗信息，从而调整治疗方案。可以预计，在不远的将来，信息化将覆盖医院几乎所有部门，而从事收住危重患者的监护室则必然走在医院信息化的前沿。

二、外科监护病房的入住指征

外科监护病房主要收治下列患者：

（1）各种类型休克者。

（2）与手术相关的呼吸衰竭需进行机械通气治疗者。

（3）急性肾衰竭者。

（4）严重多发性损伤、复合创伤有循环性、呼吸功能不稳定者。

（5）重症胰腺炎，消化道瘘的早、中期者。

（6）复杂大手术、术中发生意外情况、手术后须密切观察心、肺、脑、肾功能变化者。

（7）老龄外科患者，手术后早期需密切观察心、肺功能变化者。

（8）有心脑血管、呼吸系统疾病，手术后早期需密切观察心、肺功能变化者。

（9）颅内手术后，生命体征不稳定者。

（10）严重水、电解质、糖代谢紊乱，酸碱失衡，营养不良者。

但若患者同时为下列情况者，则不应收入监护室治疗：

（1）脑死亡患者，植物人状态但生命体征稳定。

（2）同时患有烈性传染病。

（3）晚期肿瘤患者病情无逆转可能。

（4）精神病患者病情处于不稳定期。

三、危重患者的评分系统

20 世纪 70 年代起，一些学者为客观评价患者病情严重程度和治疗效果，对 ICU 的人力资源需求进行评估，推出了一些评估系统，其中，对病情严重程度进行评估的急性生理和慢性健康评估系统（APACHE）在临床上广泛使用，到了 1985 年，将其修改后成为 APACHE-Ⅱ评分，现作简单介绍。

APACHE-Ⅱ分为三项：①急性生理评分项（APS），根据患者生命体征变化范围、血液气体分析、血清电解质和血常规共 12 个项目的变化范围，给予不同的分值 1~4 分，正常为 0 分，此外，Glasgow 昏迷评分（GCS）也被列入该项计分。APS 评分应选择入科后第一个 24 小时内最差的数值。②年龄评分项，从 44 岁以下到 75 岁以上共分 5 个年龄段，随年龄上升分值增加，最高为 6 分。③慢性健康评分项，对五种器官慢性功能不全按照标准给予不同评分，对不能承受手术或行急诊手术给 5 分，行选择性手术时加 2 分。将上述三项相加，即得该患者的 APACHE-Ⅱ评分。

APACHE-Ⅱ评分系统能较可靠地预测病情严重性和群体病员死亡风险率，APACHE-Ⅱ分值越高，病情越重，死亡风险越高。

另一评分系统即治疗干预评分系统（TISS）也常被提及，该系统原来是用来评估患者所需治疗手段，从而间接评估患者病情严重程度的评分系统，但现在已经演变为一种衡量工作人员工作负荷及指导人力资源配备的评估方法。其主要内容是将监护室内的 76 项工作根据其操作的复杂性和劳动负荷强度，分别记录为 1~4 点，计算出每个患者的点数后，即可算出整个病房内的总点数。而根据测算，一个训练有素的护士在 8 小时班次内的满负荷工作量为 50 点，由此可计算出一个班次该危重病房内需要多少名护理人员，进而推算出该危重病房需要配备多少名护理人员。

此外，一些特殊的疾病，有针对该疾病的评分系统，如帮助判断急性重症胰腺炎严重程度的 Ranson 评分、评价肝硬化的 Child 分类法等，在此不一一赘述。

第二节　常用监测方法

对患者实施有效、全面的监测，并根据监测结果实施有效治疗和调整治疗方案，是监护室工作的主要内容。对不同的疾病和器官功能障碍，有不同的监测内容。对同一器官或系统的监测，亦应根据其病变的严重性选择由简而繁的监测方法，另外，并非所有监测工作的完成都须由监护室承担，相关的医技科室如检验科、放射科、超声诊断科等也在其中承担了相应的工作。对危重患者的监测方法作简单介绍如下。

一、循环功能监测

循环功能监测主要包括心率（心律）、血压、心电图、中心静脉压和心功能监测等。

1. 心率和心律的监测

心率和心律的监测是循环系统最基本的监测。心率的快慢受多种因素影响，除了心脏本身病变外，心率加快通常表明患者存在血容量不够或过多、体温增高、疼痛不适、电解质紊乱等。而心率减慢可以是体温降低、颅内压增高、内分泌如甲状腺功能下降所致。无论心率加快或减慢，其诊断疾病的特异性均较差，需结合患者其他情况综合考虑。心律的变化则常需通过连续监测 EKG 加以确定，目前常用的监护系统都是以模拟心电图Ⅱ导联为主，故对一般心律失常较为敏感，而对心肌缺血性改变则相对不敏感。

2. 血压的监测

血压的监测也是常规监测内容之一。由于危重患者和术后早期患者的血压波动较大，所以应定期对血压加以监测，其监测间隔视患者具体情况而定。比如，术后早期、患者血压会因为手术区域的出血、术后镇痛泵设置不当等因素而出现血压下降；嗜铬细胞瘤术后早期血压变化剧烈；有些大血管手术后希望血压被有效控制等，均需在较短周期内监测血压，指导治疗。血压的监测分为无创和有创血压监测，前者可以通过袖套测压法和自动化间断测压法实现，是目前临床采用最多的方法，而有创血压测量则是将导管放置于动脉中（通常是桡动脉，也可用足背动脉、股动脉或肱动脉），导管尾部连接冲洗装置和压力换能器，前者通过以含肝素的生理盐水间断冲洗导管从而保持导管通畅，压力换能器则是将动脉血流冲击导管产生的压力转化为势能并以图像和数值的形式显示于监护仪器上，从而使医护人员可以连续观察其动态变化。对血压监测的数值进行判读时应该注意：①应该结合患者的其他生命体征如心率、中心静脉压等加以判读。②应了解并结合其基础血压加以判读。③正常四肢血压有所差别，一般而言，两上肢血压差别可以在 20 mmHg 以内，而上、下肢血压的差别也有 20 mmHg 左右，如四肢血压差别过大，则应注意患者有无大动脉方面的疾病。

3. 心电图动态监测

心电图动态监测可以及时发现患者心率和心律的变化，帮助判断心律失常对药物治疗的反应，使快速用药治疗心律失常更安全。目前临床使用的心电监护系统大多可以对心律失常进行分析，对一定时间段内的心电监护资料保存储藏，必要时可取出回顾。如前所述，目前常用的监护系统都是以模拟心电图Ⅱ导联为主，对一般心律失常较为敏感，而对心肌缺血性改变则相对不敏感。因此对有其他心脏异常情况者，如心肌缺血、心肌梗死、心房和心室肥厚、洋地黄药物毒性等的诊断，则有赖于完全导联的心电图检查。

4. 中心静脉压监测

中心静脉压（CVP）是测定位于胸腔内的上、下腔静脉或右心房内的压力，是衡量右心对回心血量排出的能力，是评估血容量、右心前负荷及右心功能的重要指标。但它不能反映左心功能和整个循环功能状态。临床主要用于指导休克、脱水、失血、血容量不足等危重患者的液体复苏抢救。其正常值通常认为在 6~12 cmH_2O，必须注意，中心静脉压的测定受多种因素的影响，治疗措施如机械通气、疾病引起胸腹腔压力增高、患者既往有三尖瓣反流性疾病等均可对测得值产生影响。因此临床上认为，CVP 对治疗的反应，亦即其变化值较之其绝对值更有意义。所谓输液试验，就是在较短时间内，向患者体内快速输入一定量液体，了解输入前后中心静脉压的变化值。若中心静脉压快速上升，则可以判断患者容量负荷已经过多。若中心静脉压上升不明显，且心率有下降趋势，则说明患者存在容量不足的情况，可以继续快速输液。

心静脉压的监测通常选择左右颈内静脉或锁骨下静脉的穿刺置管，而右颈内静脉为最常选择。因股静脉压力受腹腔压力影响大，所以一般不用于监测中心静脉压。待患者生命体征稳定后，应及时撤除中心静脉压监测。导管保留时间较长或在导管中输注其他药物，如静脉营养、血制品、各种抗生素等，容易发生导管相关血源性感染，应予高度关注。

5. 漂浮导管监测心功能

漂浮导管是一种特殊结构的导管，其内含多个管腔，头端有小气囊及温度感受器，不同的管腔可以抽取不同部位的血液和测定导管头端的压力，小气囊充气后有利于导管头端随血流漂入肺动脉，温度感受器则在以热稀释法行心排血量测定时感受导管远端的温度变化。漂浮导管测定心排血量的工作原理，就是当导管头端放入肺动脉后，气囊充气，向导管内注入已知容积、温度的冰冷生理盐水，随血液稀释而使血液温度轻微降低，并由温度感受器探得，并据此由仪器算出该次右心室心排血量亦即心排血量。此外，漂浮导管还可测定肺毛细血管血压从而间接了解患者左心功能。此外，漂浮导管还可抽取右心房血液，测定混合静脉血氧饱和度，了解患者的氧耗量，对病情的判断有着重要的指导意义。

漂浮导管虽然作用很多，但是漂浮导管的放置是有创操作，具有穿刺损伤、心律失常、容易出现血源性感染等并发症，因此临床使用时应严格掌握适应证。

6. PiCCO 监测仪

PiCCO 监测仪是德国 PULSION 公司推出的容量监测仪。其所采用的方法结合了经肺温度稀释技术和动脉脉搏波形曲线下面积分析技术。该监测仪采用热稀释方法测量单次的心排血量（CO），并通过分析动脉压力波形曲线下面积来获得连续的心排血量（PCCO）。同时可计算胸内血容量（ITBV）和血管外肺水（EVLW），ITBV 已被许多学者证明是一项可重复、敏感且比肺动脉阻塞压（PAOP）、右心室舒张末期压（RVEDV）、中心静脉压（CVP）更能准确反映心脏前负荷的指标。它具有以下优点：损伤更小，只需利用一条中心静脉导管和一条动脉通路，不需要使用右心导管，更适合儿科患者；各类参数结果可直观应用于临床，不需要加以解释；监测每次心搏出量，治疗更及时；导管放置过程更简便，不需要做胸部 X 线定位，不再难以确定血管容积基线，较 X 线胸片更能判断是否存在肺水肿。

二、呼吸功能监测

1. 最简单、最实用的监测

最简单、最实用的监测是望、触、叩、听的监测，一个有经验的医师可以通过上述检查发现各种病情变化：①通过望诊，可以了解患者的呼吸频率、呼吸形态、有无呼吸辅助肌动员、患者有无大汗淋漓等呼吸疲劳、有无口唇发绀等情况。②触诊可以协助了解患者气管是否居中、双侧触觉语颤是否对称、有无皮下捻发音等。③叩诊有助于了解患者有无气胸、胸腔积液等。④对肺部的听诊是医师的基本功，通过听诊可以了解患者肺部各种呼吸音和各种干、湿啰音情况。

2. 肺容量和动态肺容量监测

肺容量监测包括：①潮气量，平静呼吸时每次吸入或呼出的气量，成人约

500 mL。②功能残气量，男 2 300 mL，女 1 600 mL。③肺活量。动态肺活量主要监测下列参数：①分钟通气量是潮气量与呼吸频率的乘积。正常值 6～8 L/min，过大和过低视为通气过度和通气不足，前者以 $PaCO_2$ 降低为标志，后者以 $PaCO_2$ 升高为标志。②用力肺活量，指以最快的速度所做的呼气肺活量。与正常人肺活量相接近，男性为 3 900 mL，女性为 2 700 mL。阻塞性病变时，该值减小。③用力肺活量占预计值的百分比及第一秒时间肺活量，$FEV_{1.0}$在男性为 3 200 mL，女性为 2 300 mL，$FEV_{1.0}$至少要大于 1 200 mL，否则说明有阻塞性病变。④第一秒最大呼出率（$FEV_{1.0\%}$）在用力肺活量曲线上可计算出 1 秒、2 秒、3 秒时所呼出的气量及其占 FVC 的百分比，正常值分别为 83%、96%、99%，该值减小说明气道阻塞或有阻塞性病变。⑤最大分钟通气量（MVV），在限定时间内（如 15 秒）做最大最快的呼吸，换算出 1 分钟内的呼吸气量，MVV 受心肺功能、年龄、体力等综合因素影响，男（104±2.7）L/min，女（82.5±2.2）L/min。⑥通气储备（%），其计算公式为，通气储量%=（最大通气量-静息通气量）/100。正常值≥93%，低于 86%提示通气储备不佳，胸部手术须慎重考虑，当在 60%～70%或以下时为手术禁忌。

3. 弥散功能监测

肺泡气与肺泡毛细血管中血液之间进行气体交换是一个物理弥散过程。气体弥散的速度取决于肺泡毛细血管膜两侧的气体分压差、肺泡膜面积与厚度，以及气体的弥散能力。弥散能力又与气体的分子量和溶解度相关。此外，气体弥散量还取决于血液与肺泡接触的时间。肺的弥散能力系指气体在单位时间与单位压力差条件下所能转移的量。临床上多应用一氧化碳（CO）进行 DLco 测定。

4. VD/VT 监测

VD/VT 是生理无效腔气量和潮气量之比，主要反映肺泡有效通气量，正常值为 20%～40%。可用 Bohr 公式计算：$VD/VT=(PaCO_2-PECO_2)/PaCO_2$，$PECO_2$ 为混合呼出气的二氧化碳分压，VD/VT 增大见于各种原因引起的肺血管床减少、肺血流减少或肺血管栓塞。

三、血液气体分析

血液气体分析包括常规动脉血气分析、组织氧合功能监测、气体交换效率的监测、经皮血氧饱和度监测等，近年来，对呼出气二氧化碳分压的监测在临床上越来越普遍开展。

自20世纪70年代我国开始逐步开展常规动脉血气分析，对临床上判断危重患者的呼吸功能和酸碱失衡类型以及指导治疗、判断预后起了非常积极的作用。常规动脉血气分析的主要参数如pH、PaO_2、$PaCO_2$、HCO_3^-、BE等在判断病情中均有相当重要的意义。

动脉血氧分压（PaO_2），是指物理溶解状态的氧所产生的压力，正常青壮年的PaO_2正常值为90～100 mmHg，随着年龄的增加而氧分压逐渐下降，老年人的PaO_2>70 mmHg仍属正常。推算正常值的公式如下：卧位PaO_2 = 103.5－0.42×年龄；坐位PaO_2 = 104.2－0.27×年龄。氧气从肺泡弥散到肺泡毛细血管，并由血流携带到左心和动脉系统。其弥散依靠浓度梯度差，故肺泡毛细血管内PaO_2比肺泡内低。其差值$P_{(A-a)}DO_2$反映了弥散、通气/血流比例、静脉动脉分流的综合影响，正常人呼吸空气时$P_{(A-a)}DO_2$为5～15 mmHg，当呼吸肌疲劳肺泡通气减少、肺部病变广泛换气功能变差时，其值可明显增加。

二氧化碳分压（PCO_2）是血液中溶解状态的CO_2所占的压力。组织代谢产生的CO_2由静脉血携带到右心，然后通过肺血管进入肺泡，随呼气排出体外。鉴于CO_2的高脂溶性，肺泡气和动脉血中CO_2的差值可以忽略不计，因此$PaCO_2$即可直接反映肺泡中的二氧化碳浓度，正常人平静呼吸时$PaCO_2$在35～45 mmHg之间，过低为过度通气、过高则为通气不足。

综合动脉血PaO_2和$PaCO_2$，可以协助临床判断患者呼吸衰竭及类型：Ⅰ型呼吸衰竭，位于海平面水平平静呼吸空气的条件下$PaCO_2$正常或下降，PaO_2<60 mmHg。Ⅱ型呼吸衰竭，位于海平面水平平静呼吸空气的条件下$PaCO_2$>50 mmHg，PaO_2<60 mmHg。

血氧饱和度（SaO_2）是指血红蛋白（Hb）与氧结合的程度，即氧合血红蛋白占总血红蛋白的百分比。正常值为95%～98%，SaO_2和PaO_2存在着一定的关联，在一定范围内，当PaO_2增高时，SaO_2也随之增高，但是当PaO_2达到150 mmHg时，SaO_2达100%，亦即达到饱和。SaO_2和PaO_2的关系可以曲线方式表达，该曲线称为氧离曲线，该曲线呈S形，起始部位较陡直，表示PaO_2稍有变化，血氧饱和度就有显著变化；中间平坦部分斜行接近线性，表示PaO_2的

变化和 SaO_2 的变化相一致，再往上为接近水平上行。表明 PaO_2 在这个范围内变化对血氧饱和度的影响不大。

氧离曲线会受到一些因素的干扰而发生位移，比如，当 $PaCO_2$、pH 升高或体温上升时，氧离曲线发生右移，表明上述因素可以使机体在同样的氧分压下氧饱和度降低，其意义在于血液在组织中释放更多的氧；同样，当 $PaCO_2$、pH、T 降低时，氧离曲线左移，红细胞可以在肺循环时结合更多的氧。

实际碳酸氢盐（AB）是指在实际 $PaCO_2$ 和 SaO_2 下人体血浆中所含的 HCO_3^- 的量。正常值为 22~27 mmo/L，AB 受呼吸和代谢双重影响，代谢性因素可导致血液中 AB 变化，呼吸因素同样也会影响 AB 值，因为当患者出现 CO_2 蓄积时，CO_2 可迅速进入红细胞，在碳酸酐酶作用下与水结合形成 H_2CO_3，后者再解离出 H^+和 HCO_3^-，HCO_3^- 由红细胞内转移到血浆内，从而影响血浆中的碳酸氢盐。

标准碳酸氢盐（SB）是指在标准条件下（37 ℃、Hb 充分氧合、$PaCO_2$ 为 40 mmHg），测定血浆中 HCO_3^- 的含量，由于排除了呼吸的因素，它是一个纯粹代谢性酸碱平衡的指标。其正常值与 AB 相同。

HCO_3^- 是人体内最重要的缓冲碱，当体内固定酸过多时，可通过 HCO_3^- 缓冲而使 pH 保持正常范围，而 HCO_3^- 含量因此减少，所以 HCO_3^- 又是代谢性酸碱平衡的一个重要指标。另外，血浆中 HCO_3^- 的含量受肾脏调节。

标准碱剩余（BE）是指在 37 ℃、Hb 充分氧合、$PaCO_2$ 为 40 mmHg 的条件下，将 1 L 全血的 pH 滴定到 7.40 所需的酸或碱的量。以酸滴定表示碱剩余，用正值表示；以碱滴定表示酸剩余，用负值表示。由于除外了呼吸的影响，BE 被认为是反映代谢性酸碱平衡的指标，而且比 SB 更确切。其正常值为±3 mEq/L。临床上可用于指导补充碱的量。

实际碱剩余（ABE），将 1 L 全血的 pH 滴定到 7.40 所需的酸或碱的量，反映血液中酸碱物质总的缓冲能力。

pH 正常值为 7.35~7.45，$pH<7.35$ 为酸中毒，$pH>7.45$ 为碱中毒。其受到呼吸和代谢双重因素的影响，且呼吸因素（PCO_2）和代谢因素（HCO_3^-）相互影响协调，以维持 pH 在正常范围。

阴离子间隙（AG），在人体内除了 HCO_3^- 外，还有诸多其他阴离子如乳酸根、丙酮酸根、磷酸根及硫酸根等，这些阴离子大多不是临床常规测定的内容，但当其在体内堆积时，必定要取代 HCO_3^-，使其浓度下降，由这些阴离子所引起的酸中毒称之为高 AG 酸中毒。

四、肾功能监测

1. 肾小球滤过功能测定

（1）肾小球滤过率（GFR）测定：单位时间内从肾小球滤过的血浆量为 GFR。GFR 是通过肾清除率试验测定的。清除率是指肾在单位时间内清除血浆中某一物质的能力。临床上常用内生肌酐清除率。正常值为 80～120 mL/min，女性较男性略低。

（2）血尿素氮（BUN）测定：血中 BUN 的测定虽可反映肾小球的滤过功能，但肾小球的滤过功能必须下降到正常的 1/2 以上时 BUN 才会升高。故 BUN 的测定并非敏感地反映肾小球滤过功能的指标。BUN 的正常值为 29～75 mmol/L。

（3）血肌酐（Cr）测定：血肌酐的测定是临床监测肾功能的有效方法。当肾小球滤过功能下降时，血肌酐即可上升。但只有当 GFR 下降到正常人的 1/3 时，血肌酐才明显上升。血肌酐正常值小于 133 μmol/L。

2. 肾血流量测定

肾血流量测定是指单位时间内流经肾的血浆量。测定肾血流量的方法很多，但在临床上很少应用。

3. 肾小管功能测定

肾小管功能包括近端肾小管功能和远端肾小管功能。测定的方法很多，其中最简单的是通过测定尿比重方法反映远端肾小管浓缩尿的能力。目前常用一昼夜每 3 小时一次比重测定法，若一次尿比重达 1.020 以上，最低与最高比重之差大于 0.008～0.009，则表示肾小管功能基本正常。本法虽然简单，但受很多因素影响，包括饮食、营养、肾血流量（尤其髓质血流量）及内分泌因素等。尿的稀释试验需短时间内大量饮水，可引起不良反应，且又受肾外因素影响，故反映远端肾小管功能不敏感，在临床上极少采用。

五、肝功能测定

肝功能复杂，而且具有很强的代偿能力。但对于有严重肝疾病的患者，手术后的并发症和死亡率均远高于肝功能正常，实施同类手术的患者，行肝手术时，情况则更严重。围术期监测肝病患者的肝功能对术前准备，肝保护和麻醉选择都有重要价值。肝功能检查的内容和指标很多，但多数指标的特异性和敏感性不强，一般不宜以单一检查项目来评估肝功能。肝功能监测通常包括：

1. 蛋白质代谢试验

主要测定血清白蛋白和各种球蛋白含量，以及前白蛋白、转铁蛋白等，后者由于半衰期短，可以有效及时反映肝的合成功能，故临床意义较大。

2. 蛋白质代谢产物的测定

包括血氨和血浆游离氨基酸，前者可用于估计肝损害程度和评价预后。

3. 凝血因子测定和有关凝血的试验

参与血液凝固和纤溶过程的多数因子均由肝合成。对这些因子的测定和相关的凝血试验，对于判断肝合成功能具有重要意义，且有利于判断肝细胞损害的程度。凝血因子的测定包括：①维生素 K 依赖性因子（Ⅱ、Ⅶ、Ⅸ、Ⅹ）。②接触激活系统因子。③纤维蛋白原、纤溶酶原。凝血试验则包括凝血酶原时间（PT）、部分凝血活酶时间（APTT）和凝血酶时间（TT）等。

4. 肝实质损害的“标记”试验

转氨酶及其同工酶如 ALT 和 AST；乳酸脱氢酶。

5. 胆红素代谢试验

血清总胆红素测定：正常值为 3.4～18.8 μmol/L。其临床意义为：了解临床上有无黄疸、黄疸的深度及演变过程；反映肝细胞损害的程度和判断预后；判断疗效和指导治疗。胆红素在体内的每日生成量低于 50 mg；而肝处理胆红素的储备能力强大，正常情况下每日可处理 1 500 mg，因此血清胆红素不是肝功能的敏感试验。

六、脑功能监测

利用一系列脑功能监测仪器监测脑功能是现代神经外科不可缺少的组成部

分，对确定诊断、决策处理、判断预后都至关重要。临床常用的脑功能监测方法主要包括：脑电图、诱发电位、经颅多普勒超声和颅内压测定等。

1. 颅内压监测

（1）适应证：①重症头部创伤监测颅内压以判断脑受压、出血或水肿。②大的颅脑手术后监测脑水肿。③重症颅脑损伤行机械通气患者尤其是使用 PEEP 者。

（2）监测方法：①脑室内测压。经颅骨钻孔，将硅胶导管插入侧脑室，然后连接换能器，再接上监护仪，零点放在颅底或外耳道平面。②硬膜外或硬膜下测压。将导管放入硬膜外或硬膜下，外接换能器测压，硬膜下监测颅内压长期应用易出现感染。③腰部蛛网膜下腔测压。即腰穿测压，此法操作简单，但有一定危险性，颅内高压时不能应用，且易受体位影响。④纤维光导颅内压监测。颅骨钻孔后，将传感器探头以水平位插入 2 cm，放入硬脑膜外。此法操作简单，读数可靠，又可连续监测，且不易感染。

（3）影响颅内压的因素：①$PaCO_2$。$PaCO_2$ 通过对脑血流的变化影响颅内压，而 $PaCO_2$ 对脑血流的影响取决于脑组织细胞外液 pH 的改变。当 $PaCO_2$ 在 20~60 mmHg 之间急骤变化时，脑血流的改变十分敏感，与之呈线性关系，同时伴随着脑血容量和颅内压的变化。当 $PaCO_2$ 超过 60 mmHg，脑血管不再扩张，因为已达最大限度；低于 20 mmHg 脑组织缺血和代谢产物蓄积将限制这一反应。②PaO_2。PaO_2 在 60~135 mmHg 范围内变动时，脑血流和颅内压不变。PaO_2 低于 50 mmHg 时，颅内压的升高与脑血流量的增加相平行，PaO_2 增高时，脑血流及脑血流均下降。如缺氧合并 $PaCO_2$ 升高，则直接损伤血-脑屏障，导致脑水肿，颅内压往往持续增高。③动脉血压。正常人平均动脉压在 60~150 mmHg范围内波动，脑血流依靠自身调节机制而保持不变。超出这一限度，颅内压将随血压的升高或降低而呈平行性改变。④中心静脉压。中心静脉和颅内压通过颈静脉、椎静脉和胸椎硬膜外静脉逆行传递压力，提高脑静脉压，从而升高颅内压。

2. 脑电监测

脑电图的波形很不规则，表现为频率、振幅和时间变化。正常人的脑电图，包括 α 波、β 波和少量 θ 波。α 波主要见于枕部，β 波主要见于额、中央部。

少量的θ波可见于枕、颞或正中线的中央部，低电位的δ波偶见于额部。脑电图的高灵敏性极易受外来因素干扰，故很难在临床上普遍应用。机体的氧供情况、个体差异、血 CO_2 水平、脑血流改变、血糖变化、基础代谢、电解质、体温及麻醉深度均是影响脑电图的因素。

（1）适应证：①颅脑疾病，颅脑肿瘤、脑血管疾病、颅脑损伤、中毒性脑病、缺氧性脑病及意识障碍的患者。②术中拟阻断脑循环，颈动脉体瘤手术、主动脉弓替换手术及深低温需停循环的心内手术等。③心肺脑复苏后判断脑缺氧及预后。④定量化麻醉术中用以判断麻醉深度。

（2）监测方法：①常用的常规脑电图（EEG）描记监测。②自动处理的脑电活动监测，脑功能监测（CFM），综合 EEG 的频率和振幅为一个成分，即通过脑电活动强度监测脑功能，以判断脑缺血及麻醉深度；脑功能分析（CFAM），用单极导联，不经过滤波装置，记录脑电活动和频率的波在总电活动中所占比例；EEG 周期分析，以观察 EEG 频率为主的分析方法。③定量脑电图（qEEG）监测，利用计算机进行脑电图的定量化分析，因计算机能高速采集和处理大量信息，使 EEG 的监测在信息、数量及精度上有了突飞猛进的发展，qEEG 监测技术包括压缩谱阵（CSA）、致密谱阵（DSA）、边缘频率（SEF）、双频指数（BIS）等。

3. 脑诱发电位

脑诱发电位（EP）是感觉神经末梢受刺激后沿神经径路至大脑皮质产生的一系列不断组合、传递的电位变化，采用叠加方法从自发脑电和肌电背景中提取放大而描记成的。按不同分类标准，可将 EP 分为不同类型。按感觉刺激模式和传导路径，临床上常用的 EP 有：①躯体感觉诱发电位（SEP）。②听觉诱发电位（AEP）。③视觉诱发电位（VEP）。EP 的适应证：①监测脑损伤，如听神经瘤切除会损伤听神经，EP 监测可及时发现这些损伤。②监测脑缺氧发生，如在颈动脉剥脱术中，皮质起源的 EP 不但能发现脑灌注不足，而且能及时发现继发低血压的脑缺氧。③脊髓功能监测，EP 监测脊髓功能应用最广泛，常用于脊髓或脊柱侧弯矫正手术，以防止发生神经损伤。

4. 脑血流监测

脑是对缺血缺氧最敏感的器官。正常情况下，机体通过脑血流向脑组织输送氧和养料，以满足脑组织的高代谢，任何原因使动脉血氧含量和脑血流量减少，均可导致脑缺氧的发生。因此，监测脑血流有重要的临床意义。监测方法有：①经颅多普勒超声（TCD）技术。②同位素清除法。③阻抗法，利用阻抗血流图监测。④近红外线光谱法。⑤动静脉氧差法。⑥N_2O 法及激光多普勒法。脑血流监测的适应证：①颅内手术及控制性降压。②需暂时阻断颈内动脉血流的手术。③体外循环转流期间。④脑栓塞或可能发生脑栓塞患者的手术。⑤脑血管疾病和手术后监测。

5. 脑氧饱和度监测

虽然颅内压、脑电图、脑血流的监测可间接反映脑的情况，但更为直接反映脑氧供需平衡的是脑氧饱和度测定。监测方法：①颈静脉血氧饱和度监测，反映全脑氧饱和度监测。②脑血氧饱和度，利用血红蛋白对可见近红外光有特殊吸收光谱的特性进行血氧饱和度监测，它反映局部脑组织的氧供需平衡。脑氧饱和度监测的适应证：①脑缺血缺氧监测。②血管手术及深低温停循环时的监测。③全身麻醉期间监测。④监测脑保护和脑损伤的治疗。

第三节　外科重症常用治疗方法

一些治疗方法如机械通气、镇静镇痛、营养支持、抗感染等经常使用于危重患者，且为多种外科危重症治疗过程中所共用，在此作简单介绍。

一、重症患者的呼吸支持

1. 机械通气在外科危重患者中的使用

随着老年患者的增加，伴有各种基础疾病的手术患者也相应增加；而医疗技术的进步，各种高难度手术也越来越多地在临床开展，术后需要机械通气支持的患者也不断增加。

2. 围术期的呼吸支持

患者进行较大手术后，机体处于应激状态，其自主呼吸常不足以维持生理需要，需要机械通气的辅助支持。手术创伤本身可导致患者呼吸功能受损，比如，剖胸手术后胸廓的稳定性受到破坏，伤口疼痛；腹部手术后膈肌顺应性受到影响，一些腹部手术时间长、创伤大、出血多，伴有较长时间低血压；全身麻醉药使用量大，其影响短时间内难以消除；术中大量输液导致肺间质水肿产生低氧血症等。一些特殊的手术如嗜铬细胞瘤术后，患者循环不稳定、血压较低而需要较大剂量升压药维持；高位脊柱手术，术后早期脊髓水肿或椎管内出血压迫脊髓产生呼吸抑制；特殊部位的颅脑手术后容易产生各种功能紊乱而影响生命体征等；均须在术后早期使用机械通气。术前存在较严重呼吸功能不全者，术后更需呼吸支持。

术后早期行呼吸支持的意义在于：合理的机械通气可以减少患者自身的呼吸做功，保持肺泡开放，有效湿化气道、利于排痰，可争取时间积极纠正患者因手术而引起的各种机体内环境紊乱，如严重贫血、低蛋白血症、肠胀气等，从而避免已存在的慢性呼吸功能不全发展成急性呼吸功能不全。

心脏手术后，不少患者需要机械通气辅助支持一段时间，其原因是：心脏手术常在低温和体外循环下进行，对患者生理干扰较大；一些患者术前已经存在较严重的肺动脉高压。体外循环破坏红细胞所产生的碎片阻塞于肺循环，可导致术后出现低氧血症。心脏手术术中大量使用麻醉性镇痛药使术中循环稳定，对患者术后自主呼吸有抑制作用；术后患者缺氧极易出现肺动脉收缩和严重心律失常，因此心脏手术后，早期对患者使用机械通气较为普遍。

3. 择期手术后的呼吸支持

当患者在恢复期对肺功能保护不力，或者在手术恢复期产生各种手术并发症、累及呼吸功能时，需要呼吸支持。大手术后患者体质虚弱，卧床不能有效咳嗽咳痰、顾虑伤口疼痛不敢咳嗽咳痰和深呼吸，可使呼吸功能减弱。早期不能进食或肠道功能不能恢复者，导致腹部胀气甚至反流误吸、术后谵妄以及治疗谵妄用药的抑制作用，均可使术后肺泡通气障碍和发生肺部感染，使肺功能受损，此时自主呼吸难以维持气体交换需要，而需用呼吸机作辅助通气。

此外，外科手术后产生的一些严重并发症，如各种消化道瘘，既妨碍患者正常进食、体力恢复延迟，又有大量消化液丢失，导致水、电解质失衡和严重营养不良，更可能产生严重胸、腹腔感染进而导致呼吸循环功能障碍。另有一些外科疾病，如急性重症胰腺炎，起病凶险，早期容易并发急性呼吸窘迫综合征。合适的呼吸机治疗就成为治疗该类疾病的主要手段之一。

4. 急症外科术后的呼吸支持

外科急症患者存在以下特点：术前允许准备的时间短、术前检查资料缺乏，不能提供给医师较多的信息；有效循环容量不足，水、电解质失衡，高血压、心功能不全、呼吸功能减退未得到正确评估和有效治疗。且上述情况常可出现于同一患者，在不能全面掌握和无法有效控制患者病情的情况下，麻醉的选择多采用全身麻醉以确保术中安全，术毕则放置于监护室进行通气治疗。

复合创伤的患者，常合并有颅脑损伤导致意识障碍，从而对自身气道的保护能力减退甚至消失。胸部创伤的患者则常合并有多处肋骨骨折、血气胸、肺挫伤甚至高位截瘫，这些创伤均可对呼吸功能产生重大影响，都需要早期呼吸支持以助患者度过危重期。

机械通气在外科疾病患者中的实施包括建立有效、可靠的通气途径、选择合适的呼吸模式和呼吸参数。通气途径包括：气管插管途径、气管切开途径和无创机械通气途径。其中，经口腔气管插管因操作简单和损伤小而使用最多，由手术室转至监护室的患者多采用此途径。对大多数择期手术患者和急症手术患者而言，估计机械通气时间较短均可加以沿用而不需要更改。但清醒患者对口腔气管插管难以耐受，口腔不能闭合容易导致口腔干燥和细菌感染，痰液吸引相对困难、导管容易被痰痂堵住等是其缺点。对一些病程长、机械通气时间长的患者，可选择气管切开。气管切开有下列优点：气道分泌物吸除相对容易，若出现痰痂堵塞气道，更换导管相对安全；患者口腔可以自由闭合，利于口腔护理，训练得当，可以自由进食；脱机过程相对平顺。但气管切开也存在着一些并发症如局部出血、导管滑脱、气胸、气管食管瘘等。无创通气途径建立相对简单，但其管理并不比有创机械通气简单。

相对而言，大多数患者的呼吸机在短时间内可以撤除，故使用的模式在早期以含呼吸节律和潮气量等参数控制成分较多的同步间歇指令通气模式（SIMV）较多，此后则采用辅助成分较多的持续正压通气模式（CPAP），直至脱机拔管。对一些术后出现各种呼吸系统并发症的患者，则根据其肺部并发症的种类选用相应的模式和参数加以治疗。

如患者术后生命体征渐趋稳定，出血、引流量明显减少、血管活性药物使用量减少到一定程度，患者肌力、意识恢复、在自主呼吸恢复、停止机械通气后复测血气分析指标在可接受的范围时，即可拔除气管导管，并继续给予氧疗。

5. 外科领域使用机械通气的一些相关问题

机械通气是治疗呼吸功能不全的重要手段，也是改善患者全身状况的重要组成部分。但机械通气不是孤立的，其成功与否在很大程度上取决于其他相关疾病的治疗。因此，在施行机械通气的同时，应积极治疗原发疾病，方可缩短机械通气时间，有效脱机。

在机械通气的同时，应注意积极调整机体内环境，纠正水、电解质紊乱和酸碱失衡，纠正低血容量和低蛋白血症，维持血压在正常范围，注意改善肾功能等，为成功脱机积极创造条件。

对长期机械通气患者，应密切关注患者的营养问题，行各种检测以了解患者的营养状况，建立营养途径尤其是肠内营养途径，尽早开始肠内营养并视情况逐渐加量。

二、镇静、镇痛在危重患者中的使用

监护室中的患者多病情危重或目睹其他患者的被抢救过程，心情常处于焦虑不安状态，或情绪低落、或精神亢奋，严重者可影响治疗措施的实施。客观上，患者常因治疗需要被放置于各种被动体位，身上插着各种导管的不适和术后创口的疼痛，均需要使用适当的镇静药和镇痛药予以缓解。

1. 镇静药在监护室中的使用

镇静药在监护室中的使用极其普遍，使用时，应注意以下原则。

（1）用药前提：只有在患者完善止痛的基础上方可使用镇静药。在使用镇静药之前，应充分了解引起患者不适的原因，如为疼痛所致，必须先解除疼痛。否则，镇静药非但达不到镇静的目的，反而会进一步导致患者烦躁、不合作。

（2）药物对循环系统的抑制作用：一些镇静药本身对循环系统有抑制作用，而有些镇静药对循环系统的影响较轻微，但是当患者烦躁不适时，患者的循环系统可处于应激状态，使用镇静药可消除这种循环系统的应激，导致血压下降，特别是当患者存在有效循环容量不足时，这种现象更明显。因此，使用镇静药后血压下降，应首先想到患者的血容量不足而非仅考虑镇静药的循环抑制作用。

（3）药物的个体差异：镇静药的个体差异较大，年老体弱患者、循环不稳定患者、呼吸道不通畅而未建立有效人工通气道的患者、合并使用麻醉性镇痛药如吗啡的患者，均对镇静药较敏感，剂量应适当减少或从小剂量开始使用，必要时追加剂量以达到所需镇静强度。

常用的镇静药中，咪达唑仑的使用越来越普遍，该药既可肌内注射也可静脉注射。但监护室中仍以静脉内单次注射和持续静脉维持为主。单次注射剂量通常为0.1 mg/kg，视情况可再追加。持续静脉维持多在单次静脉注射基础上以每小时1~2 μg/kg的速度以输注泵控制注入，由于停止注射后咪达唑仑的脑电图的恢复需1小时以上，一些使用时间较长的患者，其药物蓄积作用比较明显，若需要在特定时间内让患者恢复清醒，则应在较早时间就停止静脉输注。

丙泊酚起效极快，静脉注射0.5~1.0 mg/kg后几乎立即起效。视剂量不同而表现为安静、嗜睡、睡眠状态，但因该药作用消失极快，若要继续维持其药理作用，应以每分钟1.0~2.0 μg/kg持续静脉注射。与咪达唑仑比较，该药有以下优点：起效快、过程平稳、镇静水平易于调节、停药后迅速清醒，而使用相同时间的咪达唑仑的患者，清醒所需时间明显延长，清醒质量也较差。

2. 麻醉性镇痛药在监护室中的使用

麻醉性镇痛药在以收治外科患者为主的监护室中使用非常频繁，但应掌握以下原则。

（1）用药前提：虽大多数患者疼痛为手术后伤口疼痛，但对那些内脏疼痛性质不明的患者，在诊断明确之前不宜盲目使用止痛药，以免耽误对病情的正确判断。

（2）用药剂量：麻醉性镇痛药都有呼吸抑制作用，特别是单次静脉推注时更易发生，在未建立人工气道前，建议从小剂量开始使用，视情况追加剂量，使用时应给患者供氧，一般推荐，吗啡单次静脉注射为3~5 mg，芬太尼为0.05 mg。

（3）不宜用药者：颅脑外伤或颅脑手术后患者，大量使用麻醉性镇痛药后可使瞳孔发生改变而影响对病情演变的观察，因此不宜使用这类药物。

（4）纳洛酮的使用注意事项：一旦麻醉性镇痛药使用过量，可以用纳洛酮拮抗，但应注意纳洛酮的半衰期短，必要时需静脉维持，快速大量注射可有循环系统激动等不良反应。

对于手术后伤口疼痛，如患者意识清醒，现多以患者自控镇痛泵控制给药来实现止痛，该泵由微电脑控制，设定负荷剂量（首次剂量）、背景剂量（持续注射剂量）和单次剂量，锁定单次剂量时间间隔和某一时段最大剂量。先给予负荷剂量，继以背景剂量持续给药，当患者仍感到疼痛时，可自行注以单次剂量。再次给予单次剂量需要一定的时间间隔，为保证安全，某一时段只允许给予所设定的最大剂量。以吗啡静脉止痛为例，负荷剂量为 3 mg，背景剂量为 0.6 mg，单次剂量为 2 mg，锁定单次剂量时间为 8 分钟，4 小时允许最大剂量为 10 mg，不同病情者可将上述剂量予以增减。

三、危重患者的抗感染

危重患者往往存在各种感染，或者病情的发生发展本身是由感染所致，或者在治疗其他疾病过程中出现新的院内感染，因此发现和治疗感染是危重医学工作者面临的重大任务。

首先要积极寻找感染源。外科系统的感染通常包括：与外科疾病或手术相关的感染，如消化道穿孔、胆道系统感染、腹腔脓肿、创口感染等。肺部感染也多见，因为患者通常卧床休息，咳嗽咳痰能力削弱。一些患者由于消化液的反流误吸，另一些患者使用呼吸机作机械通气时间稍久后出现的呼吸机相关感染。深静脉导管感染并不少见，若无有效处理，可以产生严重全身性感染并导致严重后果。

治疗外科系统感染的有效方法之一便是去除感染源，对各种外科问题作相应的外科处理如手术治疗、有效冲洗或引流。鼓励患者咳嗽咳痰，尽早停止机械通气。对可疑感染的深静脉导管应及时去除或更换。其次是使用各种药物控制感染，其中抗生素的治疗是必不可少的。

在抗生素抗感染治疗中，应该注意以下事项：

（1）严格掌握抗生素使用指征，深入了解各种抗生素的药理作用和不良反应，最大限度避免其不良反应。

（2）了解本地区、本部门最常见感染的病原菌，用以指导在得到病原菌培养结果前的抗生素选用。对严重、致命性感染，应在早期选用广谱抗生素并足量使用，同时采集标本进行病原菌培养，待培养和药敏试验结果出来后，再调整选用相应窄谱抗生素，避免两重感染出现。

（3）对特殊人群如老年患者，肝肾功能不良患者，孕产妇、婴幼儿患者等，选用抗生素品种和剂量都应谨慎，必要时需监测相关抗生素浓度来指导剂量调整。

（4）为求有效控制严重感染，最大可能覆盖可能致病菌，避免大剂量单一抗生素使用时的不良反应，同一患者可同时使用两种或两种以上抗生素。但仍应积极寻找感染灶和可能致病菌，使用针对性强的抗生素，感染有效控制后及时停药。

（5）对免疫功能低下的患者，如常规抗感染治疗效果不显著，应警惕一些特异性感染，如军团菌、病毒感染，支原体衣原体感染，曲霉菌感染等，近年来，耐药的结核菌感染有增多趋势。

临床上常用的治疗细菌感染的抗生素包括：青霉素类、头孢类、大环内酯类、喹诺酮类、碳青霉烯类、糖肽类等，以及近年来使用日益普及的加酶抑制剂的抗生素。

四、连续血液净化技术在危重患者救治中的使用

连续血液净化技术（CBP）从连续肾脏替代治疗（CRRT）技术演化而来，其适用范围更广。其原理是借助血液在体外机械循环过程中的物理运动方式，清除体内多余的水分和各种溶质。其主要清除方式有三种：①对流，借助动-静脉压力差或体外泵的动力，驱使血液通过由高通透性膜制成的滤器，在跨膜压差作用下滤除水分和溶质。对中大分子物质的清除效果较好。②弥散，利用溶质从高浓度向低浓度弥散的原理，以达到膜两侧溶质浓度的平衡。水分、电解质和其他中小分子物质如尿素、肌酐等通过滤膜进入透析液，而透析液中碳酸根等也可借助浓度差进入血液中，从而达到清除有害物质、补充需要物质的目的。③吸附，使血液中有毒物质经体外循环后，被吸附至具有丰富表面积的物质上，达到清除的目的。

危重患者通常伴随着严重的炎症，有炎性介质的大量释放。同时，因为炎症反应，其多个器官功能可能会产生障碍。已知炎症介质在 SIRS/MODS 的发病

过程中起着重要作用，其中对 TNF-α、IL-6、IL-8 的研究较多，它们参与 SIRS 的最初启动。TNF-α 作为诱导 SIRS/MODS 的起始物质，其血浆含量与 MODS 的发生与否及严重度呈正相关关系。IL-6 可由 TNF-α 诱导产生并增强 TNF 的作用，其水平反映了疾病的严重程度，对 SIRS 向 MODS 过渡的早期诊断有重要价值。IL-8 由内皮细胞产生，其表达及激活与 IL-6 相关，可诱导多核白细胞和淋巴细胞趋化，是 MODS 的危险性指标。

以上炎症介质并没有哪种起着唯一决定性作用，因此早期针对单一介质的治疗方法（如抗 TNF-α、抗 IL-1 等）效果常常欠佳。而 CBP 可有效清除各种中大分子物质（包括相当数量的炎症介质），阻断炎症级联反应，对转归产生有益的影响。

CBP 能够清除机体多余的水分，纠正电解质紊乱、严重的酸碱失平衡，清除血中肌酐及炎症介质，所以临床上常用于危重患者的救治，目前，临床上较多用在伴有急性肾衰竭的危重患者的救治中。一些其他重症和疾病，使用 CBP 治疗也能获得较理想的疗效，如严重的脓毒血症、重症急性胰腺炎、急性呼吸窘迫综合征、挤压综合征及中毒等。

关于 CBP 的实施，通常是先选择合适的血管如股静脉、锁骨下静脉、颈内静脉行穿刺，置入四氟聚烯或聚氨酯材质的双腔导管。管路与血液滤器相连之后，由血液净化仪器驱动血液流动，视情况以肝素或低分子肝素抗凝。流动的血液与置换液发生溶质和水分的交换。在实施过程中，应注意血流动力学的稳定、手术部位或穿刺部位的出血、因热量丢失出现的低体温和水电解质紊乱等。

五、体外循环膜肺支持疗法

体外循环膜肺支持疗法（ECMO）是由心内直视手术时采用的技术体外循环发展而来的，用以终末期呼吸循环功能衰竭的替代治疗的一门技术。其基本原理是：将患者血液从体内引流到体外，经膜式氧合器（膜肺）氧合和二氧化碳排出后，再用泵将血液灌入体内。与普通体外循环不同的是，它可进行长时间的心肺支持，在治疗期间全身氧供和血流动力学仍保持相对稳定状态。患者身心、肺得到充分休息，为后续治疗赢得宝贵时间。

由体外循环技术发展到作为危重患者救治的终极手段，ECMO 的出现得益于各种仪器、材料的改进，如：驱动泵的小型化、具有表面涂抹肝素工艺的密闭式膜肺的诞生、用以建立循环回路的导管的改进及插管技术的提高等。然而，其临床使用过程中，依然受困于使用技术的复杂性和费用的昂贵以及成活率偏低等因素。ECMO的实施，往往需要一组医护人员，其中包括ICU医师、体外循环灌注师、心脏外科医师等夜以继日的努力。目前不同原发疾病所导致的终末期心肺功能衰竭的治疗成功率仍普遍较低，故难以在临床得到大范围的推广应用。

目前，ECMO技术较多地用于新生儿、婴幼儿危重症抢救和成人各种重症呼吸、循环功能衰竭的抢救。其中，需要施行ECMO的婴幼儿疾病有：严重的肺部感染、吸入性肺炎、ARDS、暴发性心肌炎、心脏手术后出现重症心衰等。成人行ECMO的疾病除上述情形以外，尚有大面积心肌梗死导致急性心力衰竭、终末期心脏病等待心脏移植期间的循环支持等。

ECMO的操作复杂，并发症也较多。患者方面的并发症主要包括：①出血，因全身肝素化、血小板减少、凝血因子缺乏所致，出血部位主要包括，手术部位、插管部位、消化道、颅内等。②溶血，可以由长时间高流量、静脉引流负压过大、滚压泵泵头调节不当以及管路内血栓形成等引起。③其他，感染、肾功能损害、电解质紊乱和心脏压塞、血气胸等亦可发生。机械并发症包括：血栓形成、插管时血管受损、接头脱落、气栓、驱动泵失灵和变温器异常等。

第四节 心肺脑复苏

一、概述

心肺复苏（CPR）是一个广泛的临床概念，泛指呼吸循环衰竭时用各种治疗手段挽救患者的生命。多数需要心肺复苏的患者是由于心脏突然停止搏动或发生心室纤维性颤动，以致不能维持血液循环。此时应立即进行正确、积极的复苏抢救，否则患者将在短期内因全身缺氧而死亡。

早在20世纪40—60年代，人们就先后发明了电击除颤、口对口人工呼吸及胸外心脏按压，对呼吸循环衰竭的患者进行抢救，构成了现代复苏的三大主要手段，即用人工呼吸代替患者的自主呼吸，以心脏按压配合其他方法（电击除颤）形成暂时的有效血液循环，以保证重要器官的供血供氧。

长期临床实践中，人们发现相当比例的初期复苏成功的患者最终死于脑功能障碍。全身所有器官中，脑组织对缺血缺氧最为敏感。在以空气供氧时，心搏呼吸停止超过 4~5 分钟，将造成不可逆的中枢神经损伤。1985 年召开的第四届全美复苏会议上，提出了“心肺脑复苏”（CPCR）的概念。

现代心肺脑复苏，不仅要求恢复心搏呼吸停止患者的心搏和自主呼吸，重建重要生命器官的供血供氧，还强调阻止缺血缺氧对中枢神经系统及其他靶器官的损伤。心肺脑复苏除了初期复苏（人工呼吸和心脏按压等抢救措施）以外，还包括复苏后期对促进脑功能恢复和其他并发症的积极治疗和处理。在复苏过程中忽视了任何一方面，都将造成严重的后果。

1992 年，美国心脏病协会（AHA）召开了心肺复苏和心血管急救指南研讨会，并制定了心肺复苏和心血管急救指南。2005 年，AHA 广泛邀请世界其他医疗组织的许多专家，召开了国际复苏指南 2005 会议，并在 *Circulation* 杂志上发布了新的《心肺复苏与心血管急救指南 2005》。

二、病因

临床上，导致心搏呼吸停止而需要心肺脑复苏的疾病以心源性问题多见。主要有：冠状动脉病变（约占 80%），心肌病，传导系统病变，药物毒性作用以及水、电解质、酸碱平衡紊乱引起的心律失常，还有心肺颅脑损伤等。

1. 心源性

各种心脏疾病的恶化，均可能出现室颤/无脉室速或心脏停搏而处于危急状态。常见的原发疾病有：①冠状动脉病变：冠脉粥样硬化性心脏病、冠状动脉栓塞或痉挛、先天畸形、冠状动脉结节性多动脉炎、风湿性冠状动脉炎和冠脉搭桥术后梗阻等。②瓣膜病变：左/右流出道梗阻、主动脉瓣关闭不全、二尖瓣狭窄或关闭不全、主动脉夹层动脉瘤、主动脉或肺动脉先天性狭窄和人工瓣膜老化等。③心肌病变：肥厚性梗阻型心肌病、扩张型心肌病、病毒性心肌炎、风湿性心肌炎、心肌淀粉样变、肉瘤样变和结节病等。④心脏肿瘤：心房黏液瘤、心脏间皮瘤和转移性肿瘤等。⑤心脏传导系统病变：长 Q-T 综合征、房室束——普肯耶系统纤维化和旁路形成等。⑥其他：心包病变、心脏压塞、法洛四联症、Eisenmenger 综合征、动脉导管未闭、高血压性心脏病和肺心病等。

2. 非心源性

①电解质、酸碱平衡紊乱：高钾血症、低钾血症和酸中毒等。②药物或毒物反应：洋地黄、奎尼丁、普鲁卡因胺、氨茶碱、维拉帕米等药物引起的心律失常，CO 中毒和工业毒物中毒等。③意外创伤：车祸、坠落伤、溺水和电击伤等。④其他：脑血管意外、急性哮喘发作、各种原因导致的严重休克和恶性肥胖等。

三、复苏

早期复苏又称“基本生命支持（BLS）”。人工呼吸和心脏按压是最基本的早期复苏手段。早期复苏强调必须争分夺秒。心搏呼吸一旦停止，应立即进行有效的复苏操作，不需要反复检查有无脉搏，力求尽量简化操作步骤，缩短呼吸心搏停止的时间，恢复重要生命器官（尤其是脑）的有效灌注。

1. 心脏复苏

（1）胸外心脏按压：CPCR 时，胸外心脏按压是人工形成暂时血液循环的方法。即在胸骨中下 1/3 交界处提供节律性压力，通过增加胸膜腔内压或直接挤压心脏产生血液流动，并辅以适当的呼吸，从而为脑和其他重要生命器官提供必需的氧，以争取时机行电击除颤。此外，挤压的机械刺激也有诱发心搏的作用。

相关指南建议按压频率为 100 次/分。单人复苏时，由于按压间隙要行人工通气，因此，按压的次数可略小于 100 次/分，以便按压间隙行人工呼吸。气道建立之前，无论是单人 CPCR，还是双人 CPCR，按压/通气都要求为 30 ：2。气管插管以后，按压与通气可能不同步，此时可用 5 ：1 的比率。

监测呼气末二氧化碳分压（$PETCO_2$）用于判断 CPCR 的效果较为可靠，$PETCO_2$ 升高表明心排血量增加、肺和组织的灌注。在复苏早期，因为存在二氧化碳蓄积，故比正常值 40 mmHg 高。

体外除颤：即以适量的电流冲击心脏使室颤终止。AHA 在指南中强调早期除颤，认为对心搏骤停或心室颤动的患者，除颤早晚是决定其是否成活的关键。

室颤后每延迟电除颤 1 分钟，其死亡率会增加 7%～10%。若延迟 10～12 分钟才行除颤，患者的生存率几乎为零。但也有研究表明，室颤至心搏骤停 8 分钟后，先行胸外按压 90 秒钟与先除颤后按压相比，自主循环恢复率和 24 小时生存率均较高。除颤电能选择以能终止心室纤颤的最小有效电能为宜。一般首次除颤电能为 200 J，第二次可加至 200～300 J，第三次可加至 360 J。

（2）开胸心脏按压：即在胸骨左缘 2～3cm 处第 4 或第 5 肋间逐层切开皮肤、皮下组织、肌肉，横断上下两根肋骨，切开心包，将手直接伸进胸腔进行心脏按压。握住心脏并用除拇指以外的四指向鱼际部位挤压。切忌指端着力，以免损伤心肌或造成心脏破裂等严重后果。按压频率约 50～60 次/分，按压/放松比例为 1 ：2。开胸心脏按压能够更有效地维持血液循环，但非常规方式，仅在胸外按压效果不佳或不适宜进行胸外按压时采用。必要时还可加用胸内直流电除颤。

（3）其他：目前，报道较多的初期心脏复苏方法还有气动马甲、加压-减压法（ACD）、紧急心肺转流（ECB）、主动脉内球囊反搏术（IABP）、心脏辅助装置（VAD）等。

除颤对室颤或无脉室速患者的价值远大于药物。3 次除颤失败者，应迅速进行气管插管并建立静脉通道，使用血管升压药物（肾上腺素或血管升压素），然后进行第 4 次除颤。肾上腺素是典型的 CPCR 用药，虽然争议较多，但目前仍为 CPCR 时的首选复苏用药。推荐剂量为 1 mg 静推，每 3～5 分钟重复一次。通过其兴奋 α 受体的作用，提高心脏和脑的灌注。但该药同时也兴奋 β 受体，产生正性肌力作用，使心肌耗氧量增加，易导致缺氧和诱发异位节律。肾上腺素的增加会导致实验动物在持续室颤的情况下，电除颤所需的总能量上升，并且会提高复苏后的死亡率。

血管升压素与肾上腺素相比，能更有效地促进心搏骤停患者的自主循环恢复，可提高冠脉灌注压、增加重要器官血流量、扩张脑血管，改善大脑氧供，并且不增加心肌耗氧量，不会导致复苏后心动过缓。已证实，其对初始电除颤无反应的室颤或无脉室速患者有效；而对无脉电生理活动及心搏骤停患者，仅属可能有效（尚无足够证据支持）。由于不良反应小，有人提议 CPCR 时用血管升压素代替常规肾上腺素，推荐剂量为静注 0.4 U/kg。

抗心律失常药物胺碘酮是一种多通道阻滞剂，作用于钠、钾、钙通道，并且对α和β受体有阻滞作用，可表现出Ⅰ～Ⅳ类所有抗心律失常药物的电生理作用，且无Ⅰ类抗心律失常药物的促心律失常作用。

在美国西雅图一项心搏骤停研究中，对504例院外心搏骤停患者测试了胺碘酮的效果。静脉使用胺碘酮的患者的入院存活率比安慰剂对照组高，但两者在出院存活率方面的差异无统计学意义。最近，在加拿大多伦多的一项生存研究中，在347例院外心搏骤停患者中，比较了静脉用胺碘酮和利多卡因作为除颤辅助治疗的作用，结果表明，胺碘酮治疗组的患者入院存活率为22.8%，而利多卡因治疗组仅为12%。需要注意的是，胺碘酮同时还具有扩血管和负性肌力作用，并且这种效应是呈剂量依赖性的，可对血流动力学造成影响。在Kudenchuk的研究中，发现胺碘酮组患者发生低血压的比例比安慰剂组的高，发生心动过缓的比例也比安慰剂组的高。

室颤或无脉室速抢救时胺碘酮的推荐用法：①第4次除颤未能成功者，即刻用300 mg，5%葡萄糖稀释后静脉注射，10分钟内推注完毕（切忌快速静推），然后再次除颤。②若仍无效，可于10～15分钟后追加150 mg胺碘酮，用法同前。③室颤转复后，可予以静滴维持，初始6小时内以1 mg/min剂量给药，随后18小时内以0.5 mg/min剂量给药，第一个24小时总量不大于2 000 mg（包括首剂静注，追加剂量以及维持剂量总和）。④第2个24小时及以后的维持剂量一般推荐为0.5 mg/min，即720 mg/24h，并按患者情况予以调整剂量。

2. 呼吸复苏

（1）开放气道：是CPCR时的首要措施。昏迷患者常见舌根、会厌后坠而致上呼吸道梗阻。此时，可采用仰头抬颏法或托颌法开放气道。必要时，还可加用口咽或鼻咽通气管。若患者有足够的自主呼吸，上述处理即可维持气道通畅。如果具备气管插管的条件，对于呼吸道难以保持通畅的患者，应及时行气管插管，甚至行气管切开术，以保持气道通畅。以下情况，需考虑予以气管插管：无自主呼吸的昏迷患者，心搏停止后保持气道通畅能力丧失者；无法用常规无创方法进行通气的清醒患者。

（2）有效通气：气道开放后，有自主呼吸的患者可予以鼻导管或面罩给氧，帮助维持足够的氧分压及氧饱和度。无自主呼吸或通气不良的患者应给予辅助通气。常用方法有：口对口人工呼吸、口罩-球囊人工呼吸器、机械通气等。机械通气的指征包括：肺泡低通气、低氧血症、MODS伴肺炎或ARDS、呼吸肌乏力、连枷胸等。

（3）终止心肺复苏的指征：心搏骤停。呼吸停止行心肺复苏已历时30分钟者，出现下列情形是终止心肺复苏的指征：①瞳孔散大或固定。②对光反射消失。③呼吸仍未恢复。④深反射活动消失。⑤心电图成直线。

3. 脑复苏

呼吸循环停止10秒钟，可因大脑严重缺氧而出现神志不清。2~4分钟后大脑储备的葡萄糖和糖原将被耗尽，4~5分钟后ATP耗竭，10~15分钟脑组织乳酸含量持续升高。随着低氧血症和高碳酸血症的发展，大脑血流的自动调节功能将消失。此时，脑血流的多少由脑灌注压（=平均动脉压-颅内压）决定。任何导致颅内压增高和平均动脉压降低的因素均可降低脑灌注压，从而进一步减少脑血流。

目前，在临床上仍没有十分有效的脑复苏手段。有研究表明，采取以下措施可能有助于改善CPRP后中枢神经系统的预后，如降低脑代谢率、阻断钙离子通道、提高自由基的清除能力和应用神经营养因子等。

（1）降温：低温是目前研究最多且公认的比较能改善自主循环恢复（ROSC）后患者预后的一项干预措施。其对复苏后脑损伤的保护作用可能与下述机制有关：①减慢ATP耗竭，降低氧耗。②保护血-脑屏障，稳定细胞膜，减轻脑水肿。③抑制兴奋性神经递质释放及其介导的兴奋性毒性作用。④减轻再灌注后氧自由基介导的脂质过氧化反应造成的损伤。⑤缓解脑细胞钙内流，减轻细胞内钙超载，减少神经细胞凋亡等。目前，已报道的降温方法有：冰帽、冰毯、冰袋、血管内降温装置、心肺体外循环等。亦可应用冬眠药物，冬眠药物被认为可控制缺氧性脑损害所引起的抽搐。

以往认为在开始抢救时，应及早将体温降至30~33 ℃，头部温度降至28 ℃。但也有研究表明，过度低温对心搏骤停复苏后的患者可能产生明显副作用，如增加血液黏滞度、降低心排血量、增加感染的发生机会。尤其在体温降至32 ℃以下并持续超过36小时时更为明显。故目前大多数学者主张CPCR后给予头部“亚低温”，又称“浅低温”，即将体温控制在33～35 ℃。降温宜及早，争取在复苏开始后5分钟内施行。持续2～3天，至中枢神经系统皮层功能开始恢复，听觉恢复并稳定后，在3～5天内逐步停止降温。

2003年，在落基山举办的重症监护会议上，对于低温疗法在自主循环恢复患者中的应用，专家们提出了几点建议。其中的建议级别表示为：A——由至少2个Ⅰ级证据支持；B——由1个Ⅰ级证据支持；C——仅由Ⅱ级证据支持；D——由至少1个Ⅲ级证据支持；E——由Ⅳ或Ⅴ级证据支持。证据级别又分为：Ⅰ——结果明确的大规模随机临床试验，低α错误或β错误发生的概率；Ⅱ——结果不十分明确的小型随机临床试验，中到高α错误和（或）β错误发生的概率；Ⅲ——非随机同期控制性研究；Ⅳ——非随机历史性控制性研究，以及专家意见；Ⅴ——病历报告，非控制性研究，以及专家意见。

1）室颤或无脉室速患者ROSC后符合以下情况者，可在4小时内开始予以降温，将膀胱或食管温度控制在32～34 ℃，并持续24小时：①循环衰竭至复苏开始间隔<15分钟。②心脏停搏后60分钟以内ROSC成功。排除标准包括：低血压（ROSC后平均动脉压<60 mmHg持续30分钟以上），ROSC后呼之能应，GCS评分>9（建议级别B）。无脉电生理活动或心搏骤停患者，符合上述条件时，可延长低温时间。该结论属推断而未经随机对照试验证实（建议级别E）。

2）ROSC后患者对高温不耐受，当体温>38 ℃时，应予以降温（建议级别B）。

3）ROSC后初始72小时内给予积极的物理降温或药物降温（如对乙酰氨基酚、NSAIDs等）后而体温仍在37 ℃以上者，需考虑给予低温疗法（建议级别D）。

4）若患者体温过低，则应逐渐缓慢复温，并且最终温度不应超过37 ℃（建议级别B）。

（2）渗透疗法：即脱水治疗。目前，普遍认为血管外（包括细胞内）脱水可降低颅内压，有助于防止脑水肿，促进脑功能恢复。襻利尿剂和渗透性利尿剂均为有效的脱水药物。由于襻利尿剂对水电解质平衡的影响，限制了其在PRT中的应用，目前大都用于脱水治疗的早期。渗透性利尿剂对电解质影响较小，作用缓和持久，其中最常用的是20%甘露醇。

大多数学者认为，甘露醇可有效减轻细胞外水肿、降低颅内压、改善脑血流代谢耦联，同时还有减低血液黏稠度和自由基清除作用，可作为CPCR后首选的脱水用药。推荐用法为：250 mL快速静滴，每6~12小时一次。但对于颅内压不高的患者，应用甘露醇是否有益，目前尚存在争议。也有少数研究者认为，甘露醇脱水治疗对于改善患者的预后并无统计学意义。另需注意，对于肾功能不全的患者，甘露醇可加重肾功能损害，甚至导致急性肾衰竭，故不宜应用。可改用甘油果糖代替。

（3）肾上腺皮质激素：目前有不少学者认为，心肺脑复苏过程是个全身炎性反应的过程。理论上讲，肾上腺皮质激素能抑制血管内凝血、降低毛细血管的通透性、维持血-脑屏障的完整，从而改善循环、减轻脑水肿和降低颅内压，还有减轻自由基引起的脂质过氧化反应，稳定溶酶体膜，防止细胞自溶和死亡作用。但在实际运用中，其效果并不明确。目前只作为脑复苏时的辅助治疗措施。应用原则是速用速停，脑组织缺血缺氧30~60分钟内或边心肺复苏边给药。常用药物及剂量为：地塞米松5~10 mg，每6~12小时一次，静注；或氢化可的松100~200 mg，静滴；或甲泼尼龙80~120 mg，静注。

鉴于激素使用的不良反应，目前已有将研究方向转向乌司他丁（UTI）的趋势。国内有研究显示，复苏过程中用UTI后可促进IL-10释放，抑制TNF-α、IL-6释放，在复苏早期即产生影响，实验动物脑组织的超微病理改变明显减轻。但其在临床应用中的效果，尚待进一步研究。

（4）钙离子拮抗剂：一般认为，钙通道阻滞剂有较强的脑血管扩张作用，可防止脑血管痉挛、改善脑缺血后的低灌流状态；同时选择性阻断细胞膜上的钙离子通道，防止钙离子慢相跨膜内流，降低细胞内钙离子浓度，抑制Ca^{2+}超载而导致的脑细胞损害。对各种原因引起的脑损伤均有保护作用。用于脑复苏的钙拮抗剂有硝基吡啶、尼莫地平、维拉帕米、利多氟嗪、氟桂利嗪等。目前研究和应用最多的是尼莫地平。实验证明，尼莫地平能较安慰剂明显改善ROSC后患者的预后。参考用法：初始2小时0.5 mg/h静滴，其后改为1 mg/h静滴。但也有学者认为，脑缺血前给尼莫地平，并在缺血后维持治疗，能够增加缺血后低灌流期间的脑皮质血流。但若仅在缺血后给予，则临床效果不佳。

此外，国内有研究表明，山莨菪碱亦可阻断脑细胞的钙内流。大剂量山莨菪碱在心肺脑复苏早期（复苏后 7 日）可改善患者的格拉斯哥昏迷（GCS）评分（$P<0.05$）。

（5）其他

1）神经营养剂的应用：ATP、辅酶 A、辅酶 Q_{10}、维生素 B 族、细胞色素 C、胞磷胆碱、1，6-二磷酸果糖、铜蓝蛋白、叶黄素、β 胡萝卜素等。据报道神经营养剂均可能促进中枢神经功能恢复，但尚在研究当中，其作用并不肯定。

2）高压氧（HBO）治疗：即在 3 个大气压环境下吸氧，可增加血氧张力 17~20 倍，从而有效纠正脑组织的缺氧状态，增加组织氧储备；同时脑血管收缩，增加血管阻力，降低血管通透性，降低颅内压，减轻脑水肿，从而促使脑功能恢复。但应注意避免氧中毒。

3）控制抽搐：脑缺氧将引起功能障碍，使患者出现昏迷、抽搐，而抽搐可增加身体耗氧，增加缺氧，加重心、脑的功能障碍，应积极控制。出现抽搐时可予静脉或肌内注射地西泮 5~10 mg 或苯巴比妥钠0.1~0.2 g。

4）自由基清除剂：α-苯基-N-三丁基硝酸、维生素 C、维生素 E、硒酸盐、过氧化物歧化酶、一氧化氮、L-蛋氨酸、氯丙嗪、异丙嗪、三氢甲基氨基甲烷及某些中草药（丹参、黄芪等）均有清除自由基的作用，可作为综合治疗中的辅助用药，但无肯定效果。

尽管根据目前报道用于 ROSC 后脑保护及改善脑功能的药物及方法众多，但有确切疗效的仍较少。学者们仍在尝试寻找具有“突破性”效果的药物及治疗手段。

四、后期复苏

后期复苏又称“高级生命支持”。后期复苏的主要任务可归纳为如下 ABCD 原则。

A：气道。尽快建立气道通气装置。

B：呼吸。包括确立气道装置在正确位置；保障气道设备安全，确认有效的氧气供给和通气。

C：循环。包括建立有效的静脉通路；连接心电监护，并根据病情给予适当的血管活性药物或抗心律失常药物。

D：鉴别诊断。寻找及治疗可逆转的原发疾病。

复苏后处理（PRT）又称“长期生命支持（PLS）”，是针对原发病或复苏并发症所采取的一系列措施。CPCR 的成功并非仅指心跳和呼吸恢复，更重要的是恢复智力和日常生活工作能力。心脏停搏导致全身各组织器官缺血缺氧，从而对心、肺、脑、肾、肝等器官造成损伤。虽然部分患者心肺复苏成功，但终因不可逆性脑损伤或其他重要脏器的并发症而致死亡或残留严重后遗症。因此 PRT 是 CPCR 成败的关键。

自主循环恢复后，由于：①再灌注损伤。②缺血后代谢产物引起的脑中毒。③全身炎症介质、细胞因子、凝血-纤溶系统等的激活。④复苏时血管活性药物的不良反应，导致机体发生一系列病理生理、改变。这种改变取决于器官的缺血程度和缺血时间，可分为以下四期：①发病后 24 小时内，50%的复苏后综合征患者死于此期。ROSC 后，心血管功能仍处于不稳定状态，12～24 小时后才渐趋稳定。机体多部位缺氧，造成微循环功能不全，使有害的酶和自由基迅速释放至脑脊液和血液中，从而持续存在大脑和微循环功能异常。②1～3 天后，心功能和全身情况有所改善，但由于小肠的渗透性增加，肠道细菌移位，易发生脓毒血症。若同时多个器官均有严重的功能损害，特别是伴有肝、胰、肾损害，则会导致多器官功能障碍综合征（MODS）。③心搏骤停复苏数日后，易发生严重的感染。此时患者常迅速发展为器官异常衰竭。④死亡。

复苏后机体状况将发生一系列复杂的变化，因此都需仔细反复地评估患者的呼吸、循环及器官功能，及时发现复苏中的各种并发症（如肋骨骨折、心脏压塞、血气胸等）。

1. 胃肠道并发症

CPCR 时，机体处在严重的应激状态下，致交感神经兴奋，肠黏膜屏障功能减退，易发生消化道糜烂、溃疡、穿孔等情况。

鉴于此，在 2003 年落基山重症监护会议上，专家们对复苏后胃肠道并发症的防治提出了如下建议，可作为临床后期治疗的参考：①患者在 ICU 住院期间，血糖必须得到控制。初期应每 4 小时测一次血糖，并控制在 5～8 mmol/L。若血糖偏高应尽快用胰岛素纠正。患者不能耐受高血糖（>8 mmol/L）（建议级别

D)。②在初始的24小时内，除非使用肠内或肠外营养，在使用胰岛素的患者中都应考虑在静注葡萄糖溶液时控制渗透压（建议级别E)。③ROSC后48小时内，应开始肠内或肠外营养（优先考虑肠内营养）（建议级别E)。④在ICU内，有凝血功能障碍或预计可能在48小时内插管的患者，均应使用药物（H_2受体阻滞剂、硫糖铝或质子泵抑制剂）预防胃肠道并发症，直至可以进食后方可停止使用（建议级别A)。

2. 呼吸功能不全

除原有肺疾患外，在ROSC后几小时内也常因胸壁损伤、肺损伤、脑损伤等原因使患者呼吸功能不能立即恢复，出现各种呼吸系统并发症。其中，以肺水肿最为常见。临床表现为：突然出现严重的呼吸困难，烦躁、发绀，不能平卧，咳大量粉红色泡沫样痰、肺部满布湿啰音；常有SpO_2降低，伴$PaCO_2$正常或降低；肺水肿严重时可出现$PaCO_2$增高，常预示病情的恶化。

一旦出现肺水肿，纠正缺氧是治疗的关键。须立即给予高浓度吸氧，将PaO_2维持在60 mmHg以上，否则，低氧血症可使肺毛细血管通透性增高，进一步加重肺水肿。当鼻导管或面罩吸氧不能维持上述PaO_2水平时，应及时进行气管插管或将气管切开，进行机械通气。同时加强监护，联合运用多种手段促进水肿吸收。

3. 肾功能不全

复苏后的低血压（如低于60 mmHg）可使肾血流急剧下降，引起肾皮质缺血、缺氧，从而导致肾衰竭。预防肾衰竭的关键在于迅速建立有效循环。此外，只有肾功能完好，才能有效地利尿脱水，减轻脑水肿，改善体内酸中毒及高钾血症等症状。一旦发生肾功能障碍，应立即积极综合治疗，并停用有肾损伤作用的药物。

（1）少尿期：限制入液量（500 mL/d）、热量为2 000 kcal/d，限制蛋白摄入量。若出现高钾血症，可用碳酸氢钠或乳酸钠和葡萄糖及胰岛素促使钾离子进入细胞内，并用氯化钙对抗钾离子对心脏的抑制作用。严重少尿或无尿时，应作腹膜或血液透析。

（2）多尿期：及时按尿量补充丢失的大量水和电解质。

4. 其他

控制原发疾病以及其他伴发疾病，防治继发感染，积极处理缺氧引起的电解质酸碱平衡紊乱，纠正应激性高血糖等。

总之，心肺脑复苏不仅要求尽快恢复患者的呼吸循环，其重中之重在于后期处理，即挽救患者的脑功能，积极防治各种并发症，要求医务人员对患者综合救治，最大限度地改善其预后，恢复其正常生活工作能力。

第二章

甲状腺外科良性疾病

第一节　甲状腺肿

一、单纯性弥漫性甲状腺肿

单纯性甲状腺肿主要指非毒性甲状腺肿，包括自身免疫及炎症引起的甲状腺肿、地方性甲状腺肿和散发性甲状腺肿。

（一）常见病因

1. 碘缺乏

环境性缺碘是引起单纯性甲状腺肿的主要原因。外源性碘供给充足是维持正常甲状腺功能的必要条件，在生理条件下，碘进入甲状腺，在甲状腺过氧化物酶的作用下被氧化为活性碘，然后碘化甲状腺球蛋白的酪氨酸残基，经过分子内耦联生成有生物活性的三碘甲状腺原氨酸（T_3）和四碘甲状腺酪氨酸（T_4），最后甲状腺球蛋白裂解释放和分泌出 T_3、T_4。正常情况下，碘平衡由营养源维持，成人每天需要 100~300 μg，鱼和海带等海产品是高碘食物，牛奶、鸡蛋、肉中碘含量很少，而大多数水果和蔬菜中几乎不含碘。高原、山区土壤中的碘盐被冲洗丢失，导致水和食物中含碘量不足，我国多山地区的居民患此病的较多，因此单纯性甲状腺肿又被称为“地方性甲状腺肿”（endemic goiter）。由于碘的摄入不足，无法合成足够量的甲状腺素，便会反馈性地引起垂体 TSH 分泌增高并刺激甲状腺增生和代偿性增大。初期因缺碘时间较短，增生扩张的滤泡均匀性地散布在腺体各部位，形成弥漫性甲状腺肿，随着缺碘时间延长，病变继续发展，扩张的滤泡便聚集成多个大小不等的结节，形成结节性甲状腺肿（nodular goiter），有的结节因血液供应不良发生退行性变时，还可引起囊肿或纤维化、钙化等改变。

2. 致甲状腺肿物质

除了碘缺乏以外，环境和食物中的一些物质也可以引起地方性甲状腺肿。

3. 高碘

由于经常摄入超过生理需要量的碘，可能导致高碘性甲状腺肿，根据流行病学的特点，可以将其分为散发性和地方性两大类。

根据高碘摄入的途径，地方性高碘性甲状腺肿可以分为食物性及水源性两类。

散发性高碘甲状腺肿大多因应用含碘的药物而引起，如服用碘化钾合剂、结膜下注射碘化钠、碘化油造影或饮用浓度过高的碘消毒饮水等。

发病机制：大多数人认为高碘甲状腺肿的发病机制主要为碘阻断效应，又称 Wolf-Chaikoff 效应。无论是正常人还是各种甲状腺疾病患者，给予较大剂量的无机碘或有机碘时，可以阻止碘离子进其入甲状腺组织；这种现象称为碘阻断。目前，多数人认为是碘抑制了甲状腺内过氧化酶的活性，从而影响甲状腺合成过程中酶、酪氨酸的活化及碘的有机化过程。对过氧化酶的作用方式，有学者认为甲状腺内过氧化酶蛋白质的游离部分有 2 个活性基的酶，这个酶在 H_2O_2 作用下失去 2 个电子变成复合物Ⅰ。复合物Ⅰ的一个活性基与 I^-（碘离子）结合并将 I^-氧化为 I（碘原子）。这个带有碘原子的复合物称为复合物Ⅱ。复合物Ⅱ的另一个活性基再与活化的酪氨酸结合形成 MIT（一碘酪氨酸），并重新释放出游离的过氧化物酶。这就是碘、酪氨酸的活化与碘的有机化过程。当机体内进入过多碘时，过氧化物酶形成复合物Ⅱ后，碘同时占据了过氧化物酶原来用于催化酪氨酸的活性基，变成了 I（碘原子），因而 I（碘原子）与原有的 I 结合氧化为 I_2，使 I（碘原子）与酪氨酸的结合无法完成（即碘的有机化），不能形成 MIT 或 DIT，进而使 T_3、T_4 的合成减少，垂体前叶分泌更多的 TSH，促使甲状腺增生与肥大，形成甲状腺肿。另外，碘还可抑制甲状腺激素的释放能力，因为甲状腺激素释放时，甲状腺球蛋白中的二硫键（—S—S—）要先在还原型谷胱甘肽酶的作用下还原成巯基（SH），才能被溶酶体的酶水解，然后释放出甲状腺素。但是产生还原型谷胱甘肽需要谷胱甘肽还原酶，而碘对该酶有抑制作用，因此抑制了甲状腺素的释放。与上述同理，最终引起甲状腺肿大，并可引起甲状腺功能减低。

碘阻断效应常是暂时的，而且机体可以逐步适应，这种现象称为碘阻断脱逸。这就是大多数人大剂量服碘剂后，并不发生高碘性甲状腺肿的原因。

多数人认为高碘甲状腺肿，即阻断效应容易发生在甲状腺本身有异常的患者中，例如，因为甲状腺功能亢进、桥本甲状腺炎、甲状腺功能亢进同时长效甲状腺刺激素（LATS）、抗甲状腺球蛋白抗体、抗微粒体抗体、甲状腺刺激抗体或甲状腺抑制抗体同时存在时，自身免疫性甲状腺炎、有隐形甲状腺激素合成障碍、甲状腺功能亢进患者用^{131}I或手术治疗后等的患者，因机体对碘阻断常失去适应能力，易导致高碘甲状腺肿。

4. 细菌感染

饮用被大肠埃希杆菌污染的水，可能引起地方性甲状腺肿。

5. 微量元素

锌、硒等微量元素的缺乏可诱发单纯性甲状腺肿。

6. 生理因素

有些青春发育期、妊娠期或绝经期的妇女，由于对甲状腺素的生理需要量暂时性升高，也可发生轻度弥漫性甲状腺肿，称为生理性甲状腺肿。

单纯性甲状腺肿的病因可分为3类：①甲状腺素原料缺乏（碘缺乏）。②甲状腺素需要量增加。③甲状腺素合成和分泌障碍。

（二）临床表现

1. 甲状腺肿大或颈部肿块

单纯性甲状腺肿女性患者多见。甲状腺肿大是单纯性甲状腺肿的特征性的临床表现，患者常诉颈部变粗或衣领发紧，甲状腺功能和基础代谢率除了结节性甲状腺肿可以继发甲状腺功能亢进外，大多正常。甲状腺位于颈前部，易于向外生长，有时可以向下发展进入胸骨后。因此，甲状腺不同程度的肿大和肿大结节对周围器官引起压迫症状是本病的主要临床表现。

甲状腺不同程度的肿大和肿大结节对周围器官引起的压迫症状是本病的主

要临床表现。早期甲状腺呈对称弥漫性肿大，腺体表面光滑，质地柔软，随吞咽上下活动，随后在肿大腺体的一侧或两侧，可以扪及多个（单个）结节，当发生囊肿样变的结节并发囊内出血时可以引起结节迅速增大。

2. 压迫症状

（1）压迫气管：轻度气管受压通常无症状，受压较重可以引起喘鸣、呼吸困难、咳嗽，开始在活动时出现，以后发展到静息时也会出现。胸骨后甲状腺肿引起的喘鸣和呼吸困难常在夜间发生，可随体位改变（如患者上举上肢）而发生变化。

（2）压迫食管：食管位置靠后，一般不易受压，如甲状腺向后生长可以压迫食管引起吞咽困难。

（3）压迫喉返神经：单侧喉返神经受压可以引起声带麻痹、声嘶，受压双侧喉返神经受压还可以引起呼吸困难。喉返神经可以为受压一过性也可以为永久性。出现喉返神经的症状时要高度警惕恶变的可能。

（4）压迫血管：巨大甲状腺肿，尤其是胸骨后甲状腺肿可以压迫颈静脉、锁骨下静脉，甚至上腔静脉可能引起面部水肿、颈部和上胸部浅静脉扩张。

（5）压迫膈神经：胸骨后甲状腺肿可以压迫膈神经，引起呃逆、膈膨升。膈神经受压很少见。

（6）压迫颈交感神经链：胸骨后甲状腺肿可能压迫颈交感神经链，引起Horner综合征。颈交感神经链很少受压。

此外，结节性甲状腺肿可以继发甲状腺功能亢进，也可能发生恶变。

（三）诊断

临床上，检查发现甲状腺肿大或结节比较容易，但更需要判断甲状腺肿及结节的性质，因此，医生应仔细询问病史，认真检查。

实验室检查：目的是判断甲状腺的功能状态，甲状腺肿可以伴有临床或亚临床甲状腺功能减退，也可能伴有临床或亚临床甲状腺功能亢进。一般检查血清中的TSH、T_3、T_4、TPOAb、TgAb等指标。

主要的辅助检查如下。

1. 颈部超声检查

颈部超声检查是诊断甲状腺肿最常用的方法。必要时 B 超还可以配合细针穿刺细胞学检查。

2. 颈部 CT 和 MRI

对胸骨后甲状腺肿有较高的诊断价值，但是价格较高。

3. 核素成像

可以评价甲状腺的形态及甲状腺结节的功能状态。在弥漫性甲状腺肿中，可见甲状腺体积增大，放射性均匀分布，结节性甲状腺肿可以见温结节或冷结节。

4. 细针穿刺细胞学检查

不需要常规行细针穿刺细胞学检查，但对 B 超显示为低回声的实质性结节、钙化结节、生长迅速的结节应进行细针穿刺细胞学检查。此检查是术前判断甲状腺结节病理性质最有效的检查。敏感性为 65%~98%，特异性为 72%~100%。

（四）治疗

1. 补碘

碘预防：防治地方性甲状腺肿的最有效的方法是补碘。在食物中加入碘盐是最简单有效的方法，我国已于 1994 年制定了应用加碘盐的法规。WHO 推荐的碘摄入标准为：年龄≤1 岁，50~90 μg/d；1~11 岁，90~120 μg/d；年龄≥12 岁，150 μg/d；妊娠期和哺乳期妇女，200 μg/d。由于加碘盐在储存和烹饪时有碘丢失，建议盐中碘的浓度为 20~40 mg/kg，即碘酸盐 34~66 mg/kg。有些地区由于社会经济条件或地理条件的限制，加碘盐不能推广，可以用碘化油替代。

碘治疗：对于单纯性甲状腺肿的患者，仅靠加碘盐不足以解决问题，应加用碘化钾片剂。经碘治疗 1 年后，单纯性甲状腺肿的体积可以缩小 38%，但对于年老、病程较长的结节性甲状腺肿患者效果较差。

另外，补碘可能引起的不良反应主要有碘甲状腺功能亢进、自身免疫反应等。

2. TSH 抑制治疗

除了补碘外，可以口服 L-T_4，儿童需减量，妊娠期、哺乳期女性适当加量。

TSH 对单纯性甲状腺肿疗效较好，对结节性甲状腺肿疗效较差，且外源性 T_4 加上自主功能性结节分泌的 T_4、T_3，可以引起甲状腺功能亢进。

长期 TSH 抑制治疗可以引起心房纤颤和骨矿物质丢失，因此，老年人及绝经期妇女应慎用。

TSH 抑制治疗过程中，应常规检测血清 TSH 水平，并将血清 TSH 水平抑制在正常范围的低限水平，以免发生甲状腺功能亢进和骨质丢失。

3. 放射性碘（^{131}I）治疗

可以使甲状腺体积缩小，在欧洲应用较多，在美国主要应用于毒性甲状腺肿的治疗，适用于有手术禁忌证的患者。^{131}I 可能导致永久性甲状腺功能减退。

4. 手术治疗

单纯性甲状腺肿需要行手术治疗的不多，手术治疗的主要目的是解除局部压迫症状。

二、结节性甲状腺肿

结节性甲状腺肿实际上是地方性甲状腺肿和散发性甲状腺肿的晚期表现，因此，在病因、临床表现、诊断上与单纯性甲状腺肿基本相同，不同之处在于结节性甲状腺肿可更大或对周围器官的粘连或压迫更重。

（一）不治疗、临床随访

对于部分结节性甲状腺肿的患者，如果甲状腺肿生长缓慢、局部无症状、甲状腺功能正常，可以不给予特殊治疗，临床密切随访，定期体检、B 超检查，观察甲状腺肿生长情况，必要时可以行穿刺细胞学检查。另外，要定期检测血清 TSH 水平，及早发现亚临床甲状腺功能亢进或甲状腺功能减退。

（二）治疗

1. TSH 抑制治疗

TSH 对单纯性甲状腺肿疗效较好，对结节性甲状腺肿疗效较差。

TSH 治疗前应常规检测血清 TSH 水平，若血清 TSH 正常，可以进行 TSH 抑制治疗；若血清 TSH<0.1 mU/L，则提示有亚临床甲状腺功能亢进，不应进行 TSH 抑制治疗。一般认为，TSH 抑制治疗时应定期检测血清 TSH 水平。治疗时血清 TSH 抑制到什么水平，目前尚无定论，一般认为，抑制到正常范围的下限即可。

可以口服甲状腺片或 L-T_4，以反馈性抑制垂体分泌 TSH。剂量为：成年人甲状腺片 40~80 mg/d，或者 L-T_4 50~100 μg/d，儿童减量，妊娠期、哺乳期女性适当加量。

根据血清 TSH 水平调整剂量，如果 TSH 达到抑制水平，甲状腺肿大无明显缩小，应停用。

长期 TSH 抑制治疗可以引起心房纤颤和骨矿物质丢失，因此，老年人及绝经期妇女应慎用。

TSH 抑制治疗的禁忌证：①亚临床甲状腺功能亢进。②不稳定心绞痛。③不规则房性心动过速。

2. 放射性碘（^{131}I）治疗

可以使甲状腺体积缩小，在欧洲应用较多，在美国主要应用于毒性甲状腺肿的治疗，适用于有手术禁忌证的患者。^{131}I 可以致永久性甲状腺功能减退。

3. 手术治疗

手术治疗的主要目的是解除局部压迫症状，并能取得可靠的病理资料。

三、甲状腺肿的手术指征与术前准备

（一）手术指征

1. 手术适应证

巨大甲状腺肿，影响工作和生活；出现压迫症状；胸骨后甲状腺肿；结节性甲状腺肿不能排除恶变者；继发性甲状腺功能亢进；较大的地方性甲状腺肿药物治疗无效者。

2. 手术禁忌证

轻度的单纯性甲状腺肿；儿童期、青春期、妊娠期患者；合并有严重器质性疾病的患者。

（二）手术方式

采用甲状腺部分切除或次全切除。

（三）术前准备

1. 常规术前准备

评估患者一般情况，详细询问病史，针对合并疾病进行特殊术前准备，同时积极进行心理、生理准备。完善术前辅助检查（实验室检查、X线胸片、心电图、B超、CT或MRI等），术前评估及辅助检查均无手术禁忌者，择期进行手术治疗。

2. 针对甲状腺疾病本身的术前准备

肿物较小者无须针对性准备，对于巨大甲状腺肿或胸骨后甲状腺肿需行颈部强化CT或MRI，评估肿物位置及与周围器官关系，判断胸骨劈开及血管置换可能性，必要时与胸外科及血管外科联合手术。

第二节　甲状腺良性肿瘤

一、甲状腺腺瘤

良性甲状腺肿瘤一般比恶性肿瘤更常见，女性与男性的发病率比例为5∶1，占所有内分泌液中瘤病变的72%。甲状腺结节是一个常见的临床症状。流行病学研究表明，可触及的甲状腺结节在女性中的比例约为5%，在世界碘足够地区的男性中的比例为1%。甲状腺结节会影响约40%的年龄60岁以上的人群。

甲状腺腺瘤是一种良性甲状腺肿瘤，女性发病率较男性高。滤泡性腺瘤的发生率高于乳头状腺瘤。据统计，甲状腺腺瘤在20~40岁的女性中较为常见，占甲状腺肿瘤的70%~80%，可通过组织学、形态学分型分类划分为滤泡型、乳头状和混合型。其中，滤泡性腺瘤（FA）和滤泡癌（FTC）在许多病例中很难区别鉴定。FA和FTC都是滤泡分化的甲状腺肿瘤，FA是良性肿瘤，而FTC是恶性肿瘤并能够通过血流转移，可发展成去分化侵袭性肿瘤。事实上，有研究已提出从腺瘤到癌的发展是连续性的。

（一）常见病因

大多数患者具有单一的甲状腺囊，边界清楚，囊壁完整。目前病因不明，性别、癌基因表达、家族性肿瘤综合征、放射线暴露和促甲状腺激素（TSH）过度刺激都是该疾病的常见原因，因甲状腺腺瘤有恶性可能性，需要临床关注。

1. 性别癌基因表达

科学研究发现，女性甲状腺腺瘤的发病率为男性的5~6倍，表明性别因素可能与发病有关。在甲状腺腺瘤中不仅发现WNT信号通路中靶向癌基因c-myc的表达，还发现癌基因H-ras的活化突变和过度表达。高功能腺癌中还可发现TSH-G蛋白腺嘌呤环化酶信号传导通路所涉及蛋白的突变，包括TSH受体跨膜功能区的胞外和跨膜段的突变，以及刺激型GTP结合蛋白的突变。

2. 家族性肿瘤综合征

科学研究发现，甲状腺腺瘤与家族遗传具有相关性，家族遗传是甲状腺腺瘤的另一个重要因素。甲状腺腺瘤通常可在一些家族性肿瘤综合征中发现，如Cowden病等。

3. 放射线暴露

儿童、幼年时期在头、颈、胸部曾经进行过X线照射治疗的人群，其甲状腺肿瘤发病率也相应提高。

4. 促甲状腺激素（TSH）过度刺激

部分甲状腺腺瘤患者的血TSH水平增高或TPOAb升高，这可能与其发病有关。实验发现，TSH可刺激正常甲状腺细胞表达前癌基因c-myc，从而促使细胞增生。

（二）临床症状

1. 甲状腺腺瘤

甲状腺腺瘤常是在常规体检期间偶然发现的一种孤立、无痛、活动的肿块或在其他原因的放射学检查期间发现的，常为甲状腺腺体内单个边界清楚的结节，一般有完整的包膜，直径多为1~10 cm；有时患者存在缓慢生长结节病史可数月至数年，可合并结节性甲状腺肿，致甲状腺功能亢进（20%）或癌变（10%）。高功能甲状腺腺瘤患者会有颈部不适，吞咽困难的情况，特别是发生自发性出血时。甲状腺腺瘤的组织学类型可分为滤泡性腺瘤、乳头状腺瘤和不典型腺瘤，滤泡性腺瘤较为多见，其具有某些共同的组织学特点，又具有各自不同的病理表现。其共同的组织学特点：①常为单个结节，有完整包膜。②肿瘤的组织结构与周围甲状腺组织不同。③瘤体内部结构具有相对一致性（变性所致改变除外）。④对周围组织有挤压。

碘缺乏、各种辐射和遗传综合征（PTEN-错构瘤肿瘤综合征；Camey complex；Werner，McCune-Albrigh）可能与甲状腺腺瘤发展有病因学关系，甲状腺腺瘤的生长方式被认为是单克隆增殖。多个甲状腺腺瘤医生应该考虑是否伴有遗传性综合征（PTEN-错构瘤肿瘤综合征；Carney complex；Werner，McCune-Albrigh）。目前，甲状腺腺瘤患者的年龄范围很广，50～60岁之间存在发病高峰。通常表现为患者甲状腺功能正常，并且很少发生亢进（“有毒腺瘤”）或功能减退。如果出现肿瘤出血或由于大肿瘤的压迫症状，可能会出现颈部疼痛或胀痛。

2. 病理分型

（1）滤泡状腺瘤：是最常见的甲状腺良性肿瘤。

1）胚胎型腺瘤：由实体性细胞巢和细胞条索构成，无明显的滤泡和胶体形成。瘤细胞多为立方形，体积不大，细胞大小一致。胞质少，嗜碱性，边界不清；胞核大，染色质多，位于细胞中央。间质很少，多有水肿。包膜和血管不受侵犯。

2）胎儿型腺瘤：主要由体积较小而均匀一致的小滤泡构成。滤泡可含或不含胶质。滤泡细胞较小，呈立方形，胞核染色深，其形态、大小和染色可有变异。滤泡分散于疏松水肿的结缔组织中，间质内有丰富的薄壁血管，常见出血和囊性变。

3）巨滤泡性腺瘤：最多见，瘤组织由成熟滤泡构成，其细胞形态和胶质含量皆和正常甲状腺相似。但滤泡大小悬殊，排列紧密，亦可融合成囊。

4）其他：嗜酸细胞腺瘤、透明细胞滤泡腺瘤、毒性腺瘤、印戒细胞型滤泡性腺瘤、伴怪异核的腺瘤等。

（2）滤泡状腺瘤伴乳头状增生。

（3）不典型腺瘤：在甲状腺腺瘤中约占2%，发病较为罕见。

（4）其他腺瘤：唾液腺型腺瘤，腺脂肪瘤，腺软骨瘤，发病较为罕见。

（5）透明变梁状肿瘤。

（三）诊断

众所周知，甲状腺腺瘤是一种良性肿瘤，然而存在恶变的可能性。早期诊断和治疗对临床治疗的选择有重要意义和价值。

1. 血清学检查

检测甲状腺的功能状态，甲状腺腺瘤可以同时合并临床或亚临床甲状腺功能减退，也可以伴有临床或亚临床甲状腺功能亢进。一般检查血清 TSH、FT_3、FT_4、TPOAb、TgAb 等指标。

2. 辅助检查

（1）多普勒超声：诊断甲状腺疾病的常用方法之一。这种诊断方法不仅可以获得患者甲状腺的二维超声图像，了解甲状腺的形态和结构变化，还可以通过形态和结构了解病变和周围血流状态，有助于诊断甲状腺腺瘤。腺瘤体积较小时多为低回声；体积较大时以混合性回声居多，因腺瘤通常伴有囊性变、出血、钙化、纤维化等病理现象；结节周围低回声晕环是甲状腺腺瘤的典型特征之一，也是超声诊断与鉴别诊断的重要依据之一。

1）滤泡性甲状腺腺瘤：多为实性，有完整包膜，50%以上可发生退行性变，包括软化、囊变、出血、坏死及钙化。

2）乳头状囊腺瘤：极少见，有完整包膜，特点是有乳头和囊肿形成，有乳头状结构者有较大概率的恶性可能。

3）先典型腺瘤：占腺瘤的 2%～5%，有包膜，10%～25%有癌变可能，约有 20%可转化为自主性甲状腺腺瘤，引起继发性甲状腺功能亢进。

声像图特点：瘤体类圆形，常单发，边缘光滑、完整，分界清楚；如为实性，边缘多可见环绕结节的低回声晕症；如伴有囊变、出血，结节内可见不规则无回声区。

（2）CT 检查：腺瘤较小时，一般不引起甲状腺形态的改变。结合临床症状典型的甲状腺腺瘤可表现为：多为边界稍低或密度低的单发肿瘤，肿瘤囊壁完整，边缘整齐，增强后病灶均匀强化，但低于正常甲状腺组织强化。实性腺瘤较小时呈均匀性增强，较大时往往增强不均匀。当甲状腺腺瘤较大时，可能发生囊性病变或出血，扫描增强。

（3）超声引导下的细针抽吸活检（FNAB）：是研究甲状腺结节最重要的手段之一。传统上，FNAB 被定义为甲状腺结节潜在病理学研究方法，特别是在超声引导下，FNAB 是区分良（恶）性结节并指导其进一步治疗的一种至关重要的诊断方法。所有活检结节中约 60%报告为良性，10%存在恶性肿瘤的确定性标准，30%不能仅使用其细胞学特征来定义。FNAB 必须具备以下 3 个条件：①样本的量需足够。②有经验丰富的细胞学专家读片。③穿刺到指定的病变位置。现将甲状腺结节 FNAB 分为 3 类。

1）第 1 类：几乎可以肯定的良性病变。

2）第 2 类：可能的瘤样病变。此类病变可分为 2 个亚类：第 1 亚类，细胞学难以定论，很难区分良性甲状腺肿样细胞学改变与甲状腺滤泡腺瘤的细胞学改变。在这类病损中，绝大多数为良性非瘤样病变；如果为肿瘤样病变，绝大多数为滤泡样腺瘤。第 2 亚类，滤泡样腺瘤，需要组织学检查。

3）第 3 类：病变性质明确。

（4）甲状腺核素显像检查：放射性核素甲状腺显影可反映甲状腺结节的功能，为甲状腺结节的诊治提供依据。临床上可将甲状腺结节划分为热、温、凉、冷 4 类结节。甲状腺腺瘤多表现为温结节，如腺瘤内出血、钙化多表现为凉结节或冷结节。

1）热结节：在甲状腺显影过程中，结节部位摄放射性核素情况较周围正常甲状腺组织高，局部异常放射性浓聚，其周围正常甲状腺组织显影差，甚至不显影。热结节多见于甲状腺高功能腺瘤。

2）温结节：结节部位摄放射性核素情况与周围正常甲状腺组织基本相似，温结节多见于甲状腺腺瘤、慢性淋巴细胞性甲状腺炎等。

3）冷结节：结节部位无摄入放射性核素情况，甲状腺组织中有放射性缺损灶。冷结节多见于甲状腺癌、甲状腺囊肿、腺瘤囊性变、出血等。

4）凉结节：结节部位摄入放射性核素情况低于周围正常甲状腺组织，但高于本底，其临床意义与冷结节相似。

（5）甲状腺磁共振成像检查：MRI 扫描可见甲状腺实质内孤立结节，边缘光滑、锐利，其内信号均匀，增强扫描后呈均匀强化。甲状腺孤立结节、边缘光滑及信号均匀，均有利于做出甲状腺腺瘤的诊断。当腺瘤内有内出血时，其 T_1 加权信号为高信号。

二、其他甲状腺良性肿瘤

甲状腺内也可能会发生畸胎瘤，主要由上皮组织、神经组织混合组成，但以神经组织混合为主。甲状腺良性畸胎瘤多发生于婴儿，如发生于成年人，多为恶性。除腺瘤与畸胎瘤以外，其他甲状腺良性肿瘤极为少见，偶有血管瘤及平滑肌瘤的个案报道。

（一）畸胎瘤

1. 诊断

可根据临床表现及颈部 X 线摄片，患儿甲状腺区有单个或多个结节，生长速度缓慢，巨大结节可能导致邻近器官出现压迫症状，如压迫气管出现呼吸困难，压迫喉返神经后出现声嘶，通常不会伴随颈部淋巴结肿大。颈部 X 线摄片可查见钙化灶、骨骼或牙齿等小块组织影。B 超检查可见单个或多个结节。

2. 治疗

手术治疗效果良好，大多数患者选择患侧腺叶切除术。若术中查明病理为恶性，则按甲状腺恶性肿瘤的治疗原则处理。

（二）血管瘤及平滑肌瘤

1. 诊断

通常表现为颈部单发结节，生长缓慢，表面光滑，随吞咽动作上下活动，B 超检查发现甲状腺结节，但主要依靠病理确诊。

2. 治疗

手术治疗效果佳，主要选择患侧腺叶切除或大部分切除术，以待病理确诊。

三、甲状腺良性肿瘤的治疗

1. 非手术治疗

对于无症状的良性甲状腺肿瘤患者，若甲状腺功能正常、肿瘤生长缓慢，可不给予特殊治疗，临床密切随访，定期体检和 B 超检查。

2. 中医药治疗

中医药在治疗甲状腺良性肿瘤方面有一些独特的优势和潜力，但目前尚缺乏规范性的治疗方案。

3. 手术治疗

目前，治疗甲状腺良性肿瘤最有效、最直接的方法仍是外科手术切除。腔镜手术、改良低体位小切口手术的迅猛发展和普及开展，给患者带来缩短手术切口及美观的福音。

（1）手术适应证：①孤立性甲状腺腺瘤。②多发性甲状腺腺瘤。③甲状腺腺瘤体积较大，有压迫症状。④体积较大者，影响患者日常工作和生活。⑤高功能甲状腺腺瘤患者，内科治疗失败或拒绝内科治疗者。

（2）手术禁忌证：①合并严重的心、肺、脑、肾等器官功能衰竭，无法耐受手术或麻醉者。②妊娠后期合并甲状腺功能亢进者、甲状腺腺瘤患者，建议将手术延期至产后。

（3）术前准备：参照结节性甲状腺肿章节。

（4）手术原则：要求尽可能切除病变瘤体，同时尽可能保留健康的甲状腺组织，以预防甲状腺功能减退及术后并发症的发生。根据甲状腺腺瘤的大小，手术方式可分为患侧腺叶切除及腺体部分或次全切除术。由于甲状腺腺瘤结节一般多发，手术通常只能发现并切除较大腺瘤，较小腺瘤容易遗漏，这为日后复发埋下隐患。

4. 激光或射频消融治疗

随着临床医师对甲状腺功能和美容外观认识的提升，低温等离子射频消融技术作为一种新兴的微创新技术，具有切割和凝血的优势，对切除之外的组织损伤轻微，在临床应用中取得了较好的效果。

第三章

甲状腺外科恶性疾病

第一节　甲状腺癌

甲状腺癌，一种起源于甲状腺滤泡细胞或滤泡旁细胞的恶性肿瘤，是内分泌系统和头颈部肿瘤中最常见的恶性肿瘤。近年来，全球范围内甲状腺癌的发病率增长迅速，在某些国家（如韩国等）已经成为发病率最高的恶性肿瘤。参照我国肿瘤登记中心的数据，我国城市地区甲状腺癌的发病率居女性所有恶性肿瘤的第四位，且我国甲状腺癌的发病率每年以约20%的速度持续增长。根据甲状腺癌肿瘤起源部位及分化情况，可以将其分为甲状腺乳头状癌、滤泡型癌、髓样癌和未分化癌，其中乳头状癌最为常见，占所有甲状腺癌的90%左右。乳头状癌和滤泡型癌起源部位相同、分化情况类似、临床预后相仿、治疗手段一致，因而常被统称为分化型甲状腺癌。一般情况下，分化型甲状腺癌发展缓慢，预后较好；而未分化癌则进展迅速，恶性程度高，预后极差，其中位生存期仅7~10个月。髓样癌起源于甲状腺滤泡旁细胞，其生物特性及临床表现与分化型甲状腺癌、未分化癌均有明显的不同，预后介于两者之间。

大多数甲状腺结节患者没有临床症状。通常在体检时通过甲状腺触诊和颈部超声检查发现甲状腺小肿块。当合并甲状腺功能异常时，患者可出现相应的临床表现，如甲状腺功能亢进或甲状腺功能减退。在疾病晚期，局部肿块可能引起疼痛，并出现压迫症状，常可压迫气管、食管，使气管、食管移位。肿瘤局部侵犯重时可出现声嘶、吞咽困难或霍纳综合征（Horner syndrome），若侵犯颈丛，还能引起耳、枕、肩等处疼痛。颈淋巴结转移引起的颈部肿块在未分化癌中发生较早。髓样癌由于肿瘤本身可产生降钙素和5-羟色胺，可引起腹泻、心悸、面色潮红等症状。一旦怀疑存在甲状腺恶性肿瘤，应常规进行甲状腺功能的实验室检查，包括甲状腺激素、甲状腺自身抗体、肿瘤标志物等项目，同时完善甲状腺超声检查，必要时可进行超声引导下甲状腺肿物细针穿刺（FNA）以确诊。CT、MRI、PET-CT 等影像学检查可以作为甲状腺恶性肿瘤的辅助诊断手段。对于分化型甲状腺癌，手术是主要的治疗手段，术后辅以 TSH 抑制治疗和放射性^{131}I 治疗。甲状腺髓样癌也以手术治疗为主，对于晚期髓样癌应同时考虑全身药物治疗。而未分化癌预后差，目前尚无有效的治疗手段。

甲状腺癌的分期，目前国内外通用的均为 T（肿瘤大小）N（淋巴结状态）M（有无远处转移）分期，可参照美国癌症协会（AJCC）自 2018 年开始实施的第 8 版的 TNM 分期标准。必须注意的是，影响甲状腺癌预后的首要因素是病理分型，病理类型不同的预后差别很大与其他恶性肿瘤不同，年龄对分化型甲状腺癌的分期有着重要的影响，甚至有学者认为甲状腺癌的分期不单单是 TNM 分期，而应该是 a（age）TNM 分期。另外，如果存在多个病灶，仍需要以病灶最大的直径来定义 T 分期。

甲状腺癌 TNM 定义如下。

T 分期：①T_x，原发肿瘤无法评价。②T_0，无原发肿瘤证据。③T_1，肿瘤局限于甲状腺内，最大直径≤2 cm，可进一步细分为 T_{1a}（肿瘤直径≤1 cm）和 T_{1b}（1 cm<肿瘤直径≤2 cm）。④T_2，肿瘤局限于甲状腺内，4 cm≥最大径≥2 cm。⑤T_3，局限于甲状腺内，最大直径≥4 cm，或任何大小的肿瘤伴有明显的只侵袭带状肌的腺外侵袭，进一步细分为 T_{3a}（局限于甲状腺内，最大径≥4 cm）和 T_{3b}［（任何大小的肿瘤伴有明显的只侵袭带状肌的腺外侵袭（包括胸骨舌骨肌、胸骨甲状肌、甲状舌骨肌、肩胛舌骨肌）］。⑥T_4，肿瘤侵犯带状肌外的其他组织器官，其中 T_{4a}为任何大小的肿瘤浸软超过甲状腺包膜至皮下软组织/喉/气管/食管/喉返神经，而肿瘤侵犯椎前筋膜/包绕颈动脉或纵隔血管则定义为 T_{4b}。

N 分期：区域淋巴结包括颈正中部淋巴结、颈侧淋巴结、上纵隔淋巴结。

①N_x，区域淋巴结无法评估。②N_0，无区域淋巴结转移。③N_1，存在区域淋巴结转移，其中转移到Ⅵ、Ⅶ区淋巴结（中央区淋巴结：气管前/气管旁/喉

前/上纵隔区）为 N_{1a}，转移到单侧/双侧/对侧颈部（Ⅰ、Ⅱ、Ⅲ、Ⅳ、Ⅴ区）淋巴结为 N_{1b}。与第 7 版 AJCC 分期不同的是，第 8 版分期明确定义了 pN_0，1 个或多个经细胞学或组织学证实为良性的淋巴结为 pN_0（图 3-1）。

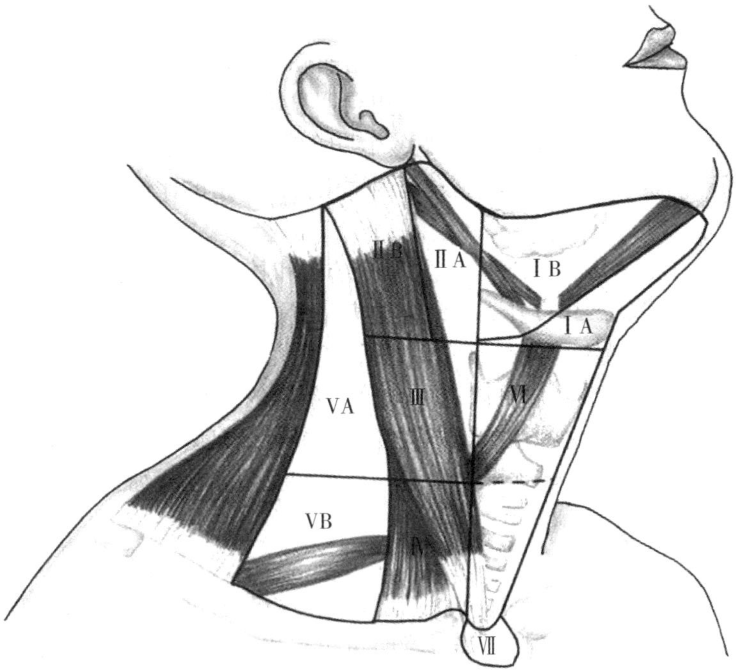

图 3-1　颈淋巴结分区示意

M 分期：M_0 无远处转移；M_1 有远处转移。

甲状腺癌 TNM 分期：分化型甲状腺癌自第 2 版 AJCC 分期开始，即以 45 岁为界区分不同分期。近年来，随着甲状腺微小癌的大量检出和治疗手段的进步，甲状腺癌预后已与前期明显不同，在第 8 版 AJCC 分期中将年龄界限改为 55 岁。髓样癌起源于滤泡旁细胞，与分化型甲状腺癌有着明显不同，AJCC 关于分化型甲状腺癌的 TNM 分期也适用于髓样癌，但需将基因突变、降钙素和 CEA 水平添加到髓样癌的预后评估因素中。而对于所有的甲状腺未分化癌，无论肿瘤大小和淋巴结状态，旧版分期均将其划入 T_4 期，而新版分期则对其进行了进一步的细分。这也意味着对于那些肿瘤较小、较为局限的未分化癌患者，仍有可能获得手术治疗的机会（图 3-2）。

一、甲状腺乳头状癌

甲状腺乳头状癌是最为常见的甲状腺恶性肿瘤之一，占所有甲状腺癌病例的85%左右，乳头状癌与滤泡型癌因其生物学特性、治疗方式、预后情况均类似，合称为分化型甲状腺癌，预后较好。

（一）病因

甲状腺乳头状癌的确切成因仍未完全明确。一般认为，幼童年时期接受过头颈部放射线照射或接触过放射性尘埃，以及接受过全身放射治疗史，会明显增加甲状腺乳头状癌的发生概率，碘盐与甲状腺癌的关系则尚未明确。有甲状腺癌家族史的人群，其甲状腺乳头状癌的发病率也相应增加，这提示遗传因素可能在甲状腺癌发病因素中占一定的比例。

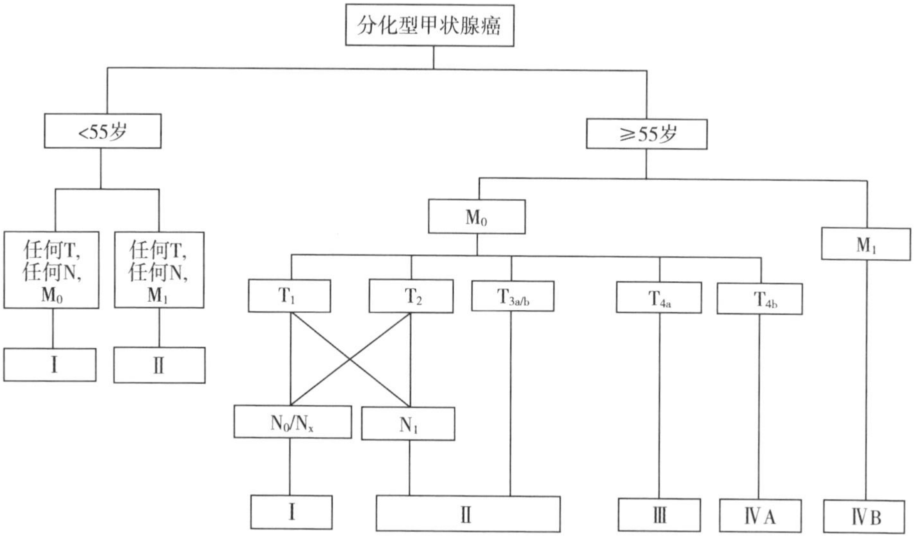

图 3-2　第 8 版 AJCC 分期

（二）病理

甲状腺乳头状癌主要病理改变为乳头状结构的形成和核型改变。多数具有复杂的、分支状、排列无序的乳头状结构，乳头状结构轴心位置可能伴随血管走行。核型改变可表现为磨玻璃样核、核内假包涵体和核沟形成。如果在甲状腺内发现砂砾体，也高度提示甲状腺乳头状癌的存在。甲状腺乳头状癌可以进一步分为不同的亚型，其中经典型占比最多，约占50%。滤泡亚型主要以滤泡性生长方式为主，具有经典型PTC的核型，占比接近40%。另外，常见的亚型还有弥漫硬化型、高细胞亚型和柱状细胞亚型，均较常见的经典型和滤泡亚型预后差。

（三）临床表现

大多数甲状腺癌患者在初期没有临床症状。通常，在体检时通过甲状腺触诊和颈部超声检查偶然发现甲状腺肿块。合并甲状腺功能异常时，患者可出现相应的临床表现，如甲状腺功能亢进或甲状腺功能减退。癌肿较大时，可出现压迫症状，常可压迫气管、食管，使气管、食管移位。肿瘤局部侵犯重时可出现声嘶、吞咽困难或交感神经受压而引起霍纳综合征。颈部淋巴结转移也可引起明显的颈部肿块，导致患者就诊。查体可以发现甲状腺腺体内形状不规则、与周围组织粘连固定、质地硬、边界不清的结节，早期可随吞咽运动上下移动，后期可浸润周围器官、肌肉导致不能移动。如伴有颈部淋巴结转移，可触诊颈部淋巴结肿大。

（四）检验与检查

所有甲状腺结节患者均应进行甲状腺激素的测定以明确甲状腺功能状态，抗甲状腺自身抗体的测定有助于发现合并的甲状腺炎，而甲状腺球蛋白（TG）对于甲状腺癌的诊断意义不大，但在随访过程中发挥着重要的作用。考虑甲状腺癌的患者术前应常规进行降钙素和癌胚抗原（CEA）检测，以排除甲状腺髓样癌。术前行甲状旁腺激素（iPTH）和血钙情况的监测有助于术前了解甲状旁腺功能状态，及时发现甲状旁腺瘤或多发性内分泌瘤综合征。

甲状腺彩超检查有助于了解甲状腺结节的位置、形态、边界、血供、内部回声和钙化情况，并且检查方便、无放射性损伤，利于前后对比，是甲状腺结节的首选检查方法（表3-1）。颈部CT、MR检查可以客观评估甲状腺结节与周围器官的比邻关系及是否侵犯，还可以客观了解颈部淋巴结状态并定位，是甲状腺癌术前重要的辅助检查手段。甲状腺核素扫描对于判定甲状腺结节性质也有一定的指导意义。一般不推荐甲状腺癌患者行全身PET-CT检查。

表 3-1 甲状腺超声诊断 TI-RADS 分类

分类	评价	超声表现	恶性风险/%
0	无结节	弥漫性病变	0
1	阴性	正常甲状腺（或术后）	0
2	良性	囊性或实性为主，形态规则，边界清楚的良性结节	0
3	可能良性	不典型的良性结节	<5
4	可疑恶性	恶性征象：实质性，低回声或极低回声，微小钙化，边界模糊/微分叶，纵横比>1	5~85
4a		具有 1 种恶性征象	5~10
4b		具有 2 种恶性征象	10~50
4c		具有 3~4 种恶性征象	50~85
5	恶性	超过 4 种恶性征象，尤其是有微钙化和微分叶者	85~100
6	恶性	经病理证实的恶性病变	0

超声引导下甲状腺结节细针穿刺（FNA）是国内外指南推荐的术前甲状腺诊断的“金标准”，一般推荐应用于结节直径 1 cm 以上的患者，对于直径在 0.5 cm 以上的可疑结节也可以考虑在超声引导下穿刺活检。FNA 的检测结果基于细胞学分析，建议在具备细胞病理学经验的单位实施，报告结果将遵循 Bethesda 体系规范化（表 3-2）。如穿刺结果不理想，一般建议在 3 个月后再行下一次穿刺。对于无法确诊或意义不明确的病变，联合基因检测可以有效提高诊断的准备性。

表 3-2 甲状腺 Bethesda 报告体系及治疗建议

诊断分级	恶性风险/%	临床管理
不能诊断/不满意	5~10	重复 FNA（超声引导下）
良性	0~3	随诊
意义不明的非典型细胞/意义不明的滤泡性病变	10~30	重复 FNA/分子检测/手术
滤泡性肿瘤/可疑滤泡性肿瘤	25~40	分子检测/手术
可疑恶性	50~75	手术
恶性	97~99	手术

（五）诊断与鉴别诊断

结合颈部肿块病史、体格检查和甲状腺彩超结果，多数术前可以对甲状腺结节的性质进行初步评估，通过超声引导下 FNA 检查，可以进一步定性诊断甲状腺癌。甲状腺乳头状癌需要与甲状腺良性结节、其他类型的甲状腺癌、甲状舌骨囊肿、腮裂囊肿等鉴别，以淋巴结肿大为主要表现的甲状腺癌，还需要和颈部转移性癌、淋巴结结核、淋巴瘤等鉴别。

（六）治疗

一旦确诊甲状腺癌，均有明确的手术指征。而对于临床高度怀疑为甲状腺癌的患者，即使细针穿刺结果为阴性，也应向患者讲明手术的必要性。尽管目前有学者认为，对于低危的甲状腺乳头状癌患者，密切观察也是一种选择，但必须注意的是我国患者普遍依从性较差，绝大多数患者不能坚持长期的规律随访，因而很有可能无法及时发现疾病的进展，延误治疗，从而导致严重后果。

目前，甲状腺乳头状癌的手术治疗，最小范围为腺叶切除已达成共识，对于局限在单侧叶内的直径<4 cm 的甲状腺癌灶，如无多灶性、腺体外浸润和临床淋巴结转移证据，均可考虑腺叶切除。而对于小癌肿（<1 cm）、低危、单病灶、局限在腺体内的乳头状癌、没有淋巴结受累证据、无局部放疗病史和家族史的患者，首选腺叶切除。针对转移性的淋巴结的治疗，规范的颈淋巴结清扫已被广泛接受。颈淋巴结清扫包括中央区淋巴结清扫（清扫范围应包括Ⅵ区和Ⅶ区淋巴结，即喉前淋巴结、气管前淋巴结、气管食管沟淋巴结和胸骨上窝淋巴结，右侧中央区淋巴结清扫还应包括喉返神经深面的淋巴结）和侧颈区淋巴结清扫（清扫范围应包括Ⅱ区、Ⅲ区、Ⅳ区和Ⅴ区淋巴结）。

目前，对于临床没有淋巴结转移证据的 cN_0 患者是否进行预防性的清扫，仍存在争议。国内 2017 年公布的甲状腺侧颈区清扫专家共识中明确提出：不应进行预防性侧颈区淋巴结清扫。既往研究表明，cN_0 患者行预防性中央区淋巴结清扫可以发现较高的淋巴结转移率（30%～90%，中心统计数据约为 55%），而二次手术清扫中央区淋巴结难度增大，神经和甲状旁腺损伤的概率明显增加。因此，国内 2016 年发布的甲状腺微小乳头状癌诊断与治疗专家共识建议：在有技术保障的前提下行预防性中央区淋巴结清扫。

近年来，关于射频消融技术在甲状腺疾病治疗中的报道越来越多，其中不乏针对甲状腺癌的射频消融治疗研究。然而，笔者对射频消融治疗甲状腺癌一直持保留意见。射频治疗是一种热凝固疗法，其原理是利用肿瘤细胞对热的耐受能力比正常细胞差，射频发生器通过插入组织中的电极发出射频电流，形成电流回路，通过组织中分子摩擦而产热，局部温度可达 90 ℃，从而导致肿瘤组织发生坏死，达到治疗肿瘤的目的。但是，射频消融技术无法确认癌灶病理，也无法确诊滤泡性癌，因而无法筛选出高危患者以指导后续治疗。此外，射频消融无法处理甲状腺乳头状癌最常见的中央区淋巴结转移问题，也无法处理多发病灶，无法确定肿瘤分期。目前，也没有办法确认消融治疗是否彻底，是否有癌肿残留，而对于明确有残留的患者，消融治疗后手术难度增大，手术风险增加。而且，消融治疗后甲状腺组织呈现热凝固坏死状态，超声检查难以评估，不利于患者的随访观察。

神经损伤和甲状旁腺损伤是甲状腺手术中最常见的并发症，一般均以 6 个月为界，超过 6 个月未恢复者定义为永久性损伤。甲状腺手术中喉返神经损伤的发生率文献报道为 0.3%~15.4%。喉返神经损伤的常见原因有肿瘤粘连或侵犯神经、手术操作为当等。如果肿瘤侵犯喉返神经，可根据情况行肿瘤削除或一并切除神经。如果切除神经，建议有条件时行一期神经移植或修复。单侧喉返神经损伤，术后同侧声带麻痹，出现声嘶、饮水呛咳等症状。手术操作本身（如热传导、牵拉等）也可能损伤喉返神经，这种情况并不能完全避免。双侧喉返神经损伤，术后可出现呼吸困难，危及生命，手术同期应行气管切开术，保证气道通畅。喉上神经外支损伤，患者术后声音变低沉，内支损伤则可能引起口咽部感觉功能减退，出现饮水呛咳。术中处理甲状腺上动静脉时，应注意紧贴甲状腺腺体精细解剖，可减小喉上神经损伤的概率。术中神经监测（IONM）技术可帮助术中定位喉返神经和喉上神经外支，有效减少神经损伤，如有神经损伤还可帮助定位损伤的节段。对二次手术、巨大甲状腺肿物、术前已有一侧神经麻痹等情况，建议有条件时使用 IONM。通过沿被膜精细解剖、术中显露喉返神经、合理应用能量器械、规范使用 IONM，可以减小神经损伤的概率。目前，国际、国内均已出版了关于甲状腺术中喉返神经、喉上神经外支保护的共识与指南，这些文件对临床实践具有重要的指导意义。

熟悉甲状旁腺的解剖结构及分布规律有利于术中定位并保护甲状旁腺，朱精强团队于 2013 年根据甲状旁腺与甲状腺的位置关系及原位保留的难易程度，首次将甲状旁腺分为A、B两种分型，他们认为B型甲状旁腺比A型更易于原位保留，A1型比A2型可能更容易原位保留，A3型（腺内型）不可能原位保留。必须注意的是，仅仅原位保留甲状旁腺是不够的，还应有效保留甲状旁腺的血供，应采取精细化的被膜解剖技术紧贴甲状腺被膜处理进出甲状腺的3级血管。2018年再版的《甲状腺围手术期甲状旁腺功能保护指南》推荐，在甲状腺手术中，甲状旁腺功能保护宜遵循“1+X+1”的总策略，即手术当中应至少保护好1枚旁腺；应把每一个发现的旁腺当成唯一的旁腺进行保护；对于具有中央区复发高危因素的患者，在原位保留至少1枚血供良好的甲状旁腺的基础上，可策略性移植至少1枚甲状旁腺。纳米碳甲状旁腺负显影辨认保护技术有助于在甲状腺手术中辨认及保护甲状旁腺，其疗效优于亚甲蓝的显影。据文献报道，甲状腺术后永久性甲状旁腺损伤的发生率为2%～15%，多见于全甲状腺切除术后。主要表现为术后低钙血症，患者出现手足麻木、口周麻木或手足搐搦，给予静脉滴注钙剂可缓解。对于暂时性甲状旁腺功能减退，可给予钙剂缓解症状，必要时加用骨化三醇。为减轻患者术后症状，可考虑预防性给药。永久性甲状旁腺功能减退者，需要终身补充钙剂及维生素D类药物。

1. 危险度分层

在甲状腺癌手术后，应明确甲状腺癌的复发风险，进而制定后续治疗方案。高危复发风险因素包括：①远处转移。②肿瘤切除不完全。③肉眼可见的腺体外侵犯。④转移淋巴结直径>3 cm。中危复发风险因素则包括：①预后差的病理类型。②镜下发现腺体外侵犯。③脉管侵犯。④5枚以上直径<3 cm的淋巴结转移。而局限在腺体内的癌肿、少于5枚淋巴结转移（淋巴结直径均<0.2 cm）的患者归入低危复发风险组（图3-3）。甲状腺乳头状癌的术后^{131}I治疗和内分泌抑制治疗，均应以术后复发危险因素的分层为依据。

2. 甲状腺癌术后^{131}I治疗

^{131}I核素治疗是分化型甲状腺癌的重要治疗手段之一，其原理是利用可能存在的残余或复发病灶的吸碘功能和^{131}I的放射性杀伤作用，以达到消融病灶、防止复发的目的。甲状腺癌术后^{131}I治疗包括2个方面：清甲治疗和清灶治疗。清甲治疗：目的是清除潜在的甲状腺残余组织，便于术后采用甲状腺球蛋白（TG）监测，一般推荐使用小剂量^{131}I，可以采用30 mCi的起始剂量，一般适用

于低危、中危复发风险的患者。清灶治疗：目的是清除残余病灶和（或）远处转移病灶，同时也能达到了清甲治疗的效果，推荐使用较大剂量的^{131}I，剂量范围在150~200mCi。^{131}I治疗一般应在甲状腺全切除术的基础上进行。^{131}I对于消除残余甲状腺组织、病灶和治疗肺部、骨骼等远处转移都有较好的疗效，但对于转移性组织淋巴结疗效欠佳。因此，对于转移淋性巴结和未达全切除的患者，应尽可能创造条件行甲状腺全切除和淋巴结清扫，之后再考虑^{131}I治疗。一般情况下，清甲或清灶治疗后，TG水平应接近0，如清灶治疗后仍可发现残留病灶或TG水平明显升高，可以考虑再次进行^{131}I治疗，但必须注意的是，^{131}I是一种内放射治疗，有一定的副作用，包括二次肿瘤的发生（特别是血液系统肿瘤）、唾液腺损伤和生殖器官损伤等。因此，不应盲目扩大^{131}I治疗指征，也不应盲目地反复采用^{131}I治疗。对于青少年、育龄妇女、高龄患者和肾功能受损的患者，应酌情减少^{131}I剂量。

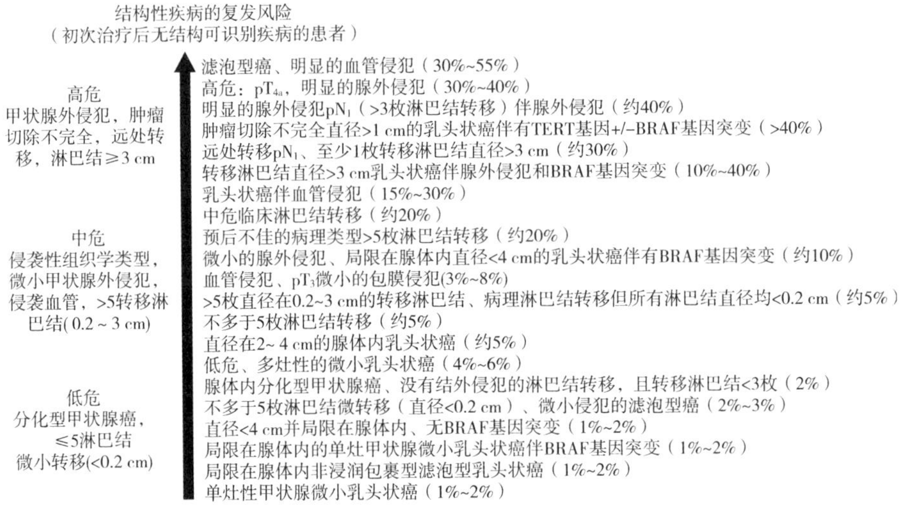

图3-3　甲状腺复发危险度分层（2015ATA）

3. 内分泌治疗

甲状腺乳头状癌术后患者应长期服用甲状腺素，一方面可以补充甲状腺素满足机体新陈代谢需要，另一方面补充甲状腺素至促甲状腺激素（TSH）维持在较低水平，有效预防甲状腺癌术后复发。甲状腺激素，特别是左旋甲状腺激素，因其结构与人体自身合成的甲状腺激素相似，不良反应小，适合长期口服。

但必须注意可能发生的心脏相关不良事件，特别是心律失常；另外，长期大量口服甲状腺素也可能导致骨质疏松，对于绝经后女性，这可能会增加骨折的风险。基于甲状腺乳头状癌良好的预后，目前在甲状腺癌术后内分泌治疗，即TSH 抑制治疗中，多数采用双风险模型。该模型同时考虑了甲状腺癌术后复发的风险以及长期口服甲状腺素可能性的不良反应，以此综合决定术后 TSH 抑制的范围。一般情况下，高危复发风险患者应控制 TSH 在 0.1 mU/L 以下，中危复发风险患者可以将 TSH 控制在0.1~0.5 mU/L，而低危复发风险患者可以将TSH 控制在 0.5~2.0 mU/L 即可。但是，对于已行甲状腺全切除术，术后评估也为低危且未接受清甲治疗，但甲状腺球蛋白（TG）始终可以检测到的患者，也应将 TSH 控制在 0.1~0.5 mU/L。对于复查没有发现复发迹象，而患者合并心房纤颤、骨质疏松、骨折等疾病时，可以考虑适当放宽 TSH 抑制范围，另外，如长期规律复查均未发现复发，也可在 5~10 年后适当放宽 TSH 抑制范围（图 3-4）。

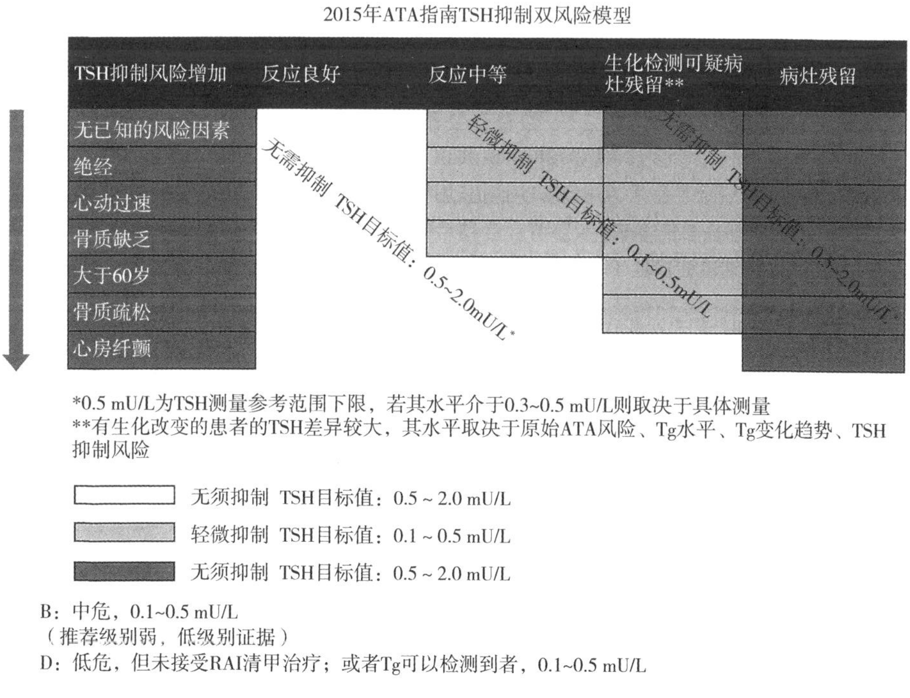

图 3-4 TSH 抑制双风险模型（2015ATA）

4. 随访与预后

术后必要的^{131}I 治疗完成、TSH 调整达标后，甲状腺乳头状癌患者通常建议每 6 个月随访 1 次即可，复查项目应包含甲状腺功能、抗甲状腺抗体、甲状腺球蛋白和甲状腺彩超等。必须注意的是，在抗甲状腺球蛋白抗体升高的情况下，TG 作为判断是否复发的作用明显减弱。针对部分高危患者，可酌情缩短随访间隔，以便及早发现复发迹象。而对于低危、中危患者，长期复查均未发现复发、转移，可考虑延长随访间隔。

甲状腺乳头状癌是一种预后较好的恶性肿瘤，近年来，我国甲状腺外科事业蓬勃发展，早诊断、早治疗、手术治疗规范化和术后管理等方面均有明显的改进，部分三甲医院报道的甲状腺癌 5 年生存率已经超过 90%，接近于国际领先水平。

5. 甲状腺微小乳头状癌

肿瘤直径≤1 cm 的甲状腺乳头状癌称为甲状腺微小乳头状癌（PTMC），根据 WHO 数据，近年来甲状腺癌发病率明显上升，其中超过一半的增长为 PTMC。肿瘤直径小、淋巴结转移和远传转移概率低、总体预后良好是 PTMC 的特点，因而国际和国内对于 PTMC 的手术指征和范围存在一定的争议。

日本学者 Ito 对 1 235 例经细针穿刺（FNA）证实的低危 PTMC 患者密切观察 6 年，发现 58 例（4.6%）患者的病灶增大，19 例（1.5%）患者出现新发淋巴结转移，43 例（3.5%）患者进展为临床症状性甲状腺癌，最终仅有 15.5%的患者进行了手术治疗。2009 年 ATA 指南推荐，对于低危、单灶性、局限在腺体内、术前检查无淋巴结转移、无放射治疗史、无家族史的 PTMC 患者，可以考虑行患侧腺叶切除术。而 2015 年新版 ATA 指南则建议，对于局限在腺体内、术前检查无淋巴结转移的 PTMC 患者，首选患侧腺叶切除术，并且也首次提出对于特定的低危 PTMC 患者可以选择密切观察。该指南对于 PTMC 的治疗趋于保守。

但是，必须重视，甲状腺癌存在多灶性的可能。据文献报道至少 30%的 PTMC 病例中存在多灶性，并且可以累及双侧腺叶。此外，临床上常见 PTMC 发生淋巴结转移，甚至偶有合并远处转移的报道。因此，在临床工作中，对于 PTMC 选择密切观察不行手术应当慎重。中国抗癌协会甲状腺癌专业委员会在

2016年针对PTMC的诊治现状发表了《甲状腺微小乳头状癌诊断与治疗专家共识》，该共识对PTMC的诊疗有重要的指导意义。共识中明确指出，PTMC应以手术治疗为主，采用密切观察的方式，但目前对该方式争论较多。在未完全了解PTMC的临床生物学行为之前，应结合临床分期和危险评估综合分析，并与患者及其家属充分沟通后决定。在以下情况下，PTMC也可以考虑密切观察：①非病理学高危亚型。②肿瘤直径≤5 mm。③肿瘤不靠近甲状腺被膜且无周围组织侵犯。④无淋巴结或远处转移证据。⑤无甲状腺癌家族史。⑥无青少年或童年时期颈部放射暴露史。⑦患者心理压力不大，能积极配合。同时满足①~⑦条件的患者可建议密切观察（同时具备①~⑥条件的属于低危PTMC）。初始观察周期可设为3~6个月，之后根据病情调整，如病情稳定，可适当延长观察周期患者应签署知情同意书并最好有统一规范的观察记录。在密切观察过程中，若出现下列情况，应考虑手术治疗：①肿瘤直径增大，超过3 mm。②发现临床淋巴结转移。③患者改变意愿，要求手术。

二、滤泡型癌

甲状腺滤泡型癌与甲状腺乳头状癌的生物学特性、治疗方式及预后情况均类似，因此两者合称为分化型甲状腺癌。滤泡型癌较乳头状癌较少发生淋巴结转移，但可在早期通过血液途径发生远处转移，其预后较乳头状癌差，但明显优髓样癌和未分化癌。因其临床表现、治疗方式和预后随访均与甲状腺乳头状癌相同，在此节不再详细讨论，仅就其病理及诊断情况进行阐述。

甲状腺滤泡型癌起源于甲状腺滤泡细胞的恶性肿瘤，缺乏乳头状癌的核型特征，多数有厚包膜，但呈浸润性生长，可侵犯包膜和（或）血管。其包含的亚型有：①微小浸润型滤泡癌（仅包膜侵犯）。②包膜内血管浸润型滤泡癌。③广泛浸润型滤泡癌。因滤泡性腺瘤和滤泡型癌的主要区别在于有无包膜浸润和血管侵犯，因而在病理诊断过程中，应注意肿物与包膜、血管之间的关系，如怀疑为包膜内或微小侵袭性滤泡癌病例，应将肿瘤结节的被膜全部取材检查。临床上，常见良性肿物术后发现远处甲状腺滤泡型癌转移的病例，此时应重新调阅第一次手术的病理情况，以明确是否为滤泡型癌。

Hurthle（嗜酸性）细胞肿瘤通常由有包膜的嗜酸细胞组成，起源于滤泡细胞，可归类为滤泡型癌（FTC）或独立成为一种类型，较为罕见。具有乳头状核特征的非浸润性滤泡性肿瘤（non-invasive follicular thyroid neoplasm with papillary-like nuclear features，NIFTP）是一类界清或有包膜的、滤泡型生长方式的非浸润性肿瘤，其肿瘤细胞具有乳头状癌的核特征。

因滤泡型癌可以较早发生远处转移，因此在术前怀疑或术后偶然发现滤泡型癌时，应注意全身状态评估，以便早期发现远处转移病灶并及时处理。

三、髓样癌

甲状腺髓样癌是起源于甲状腺滤泡旁细胞（C 细胞）的恶性肿瘤，发病率较低，仅占所有甲状腺癌的 2%～3%。髓样癌可以分为散发性和家族性两种类型，其散发性约占全部髓样癌的 70%；家族性髓样癌是常染色体显性遗传疾病，约占全部髓样癌的 30%，发病年龄相对较轻。无论是散发性还是家族性髓样癌，其预后均较分化型甲状腺癌差。

（一）病因

早在 100 多年前，Jacquet 即已发现甲状腺滤泡外出现间质淀粉样物，从而提出了淀粉样甲状腺肿瘤的概念。1959 年，Hazard 首次从组织学角度详细描述并命名了髓样癌。直到 1966 年，Williams 才发现髓样癌并非起源于甲状腺滤泡细胞，而是起源于甲状腺滤泡旁的 C 细胞。1985 年，日本学者 Takahashi 发现致癌基因 RET 突变与髓样癌相关。1995 年，Pasini 克隆了整个 RET 基因片段，RET 原癌基因定位于染色体 10q11. 2，基因大小为 55 kb，外显子 1 约占 24 kb，而外显子 2～20 则包含在剩下的 31 kb 中。RET 编码一种穿膜的酪氨酸激酶受体，是为细胞生长和分化转导信号的细胞表面分子。约 50%的散发性髓样癌存在体细胞 RET 突变，缺乏体细胞 RET 突变的散发性髓样癌可能存在体细胞 HRAS、KRAS 突变。体细胞 RET 密码子 M918T 突变多提示侵袭性强，预后不佳。而家族性髓样癌均存在 RET 基因的胚系突变，存在胞内、胞外半胱氨酸密码子突变。

（二）病理

髓样癌的镜下特征多样，与甲状腺任意恶性肿瘤相似，典型结构包括实性、分叶状、管状或岛状构造。肿瘤细胞的体积变化较大，可以是圆形、多角形、浆细胞样或梭形。细胞核低-中度异型，核分裂活性相对较低。髓样癌可以表达降钙素、神经内分泌标志物（CD56、突触素、嗜铬素 A）、TTF-1、PAX8 和 CEA 等，但不表达甲状腺球蛋白（TG）。

（三）临床表现

髓样癌临床表现与分化型甲状腺癌相似，均可表现为颈部包块、颈部淋巴结转移和远处转移，但其侵袭性较分化型甲状腺癌强，常出现对周围组织、器官乃至血管的侵犯。当肿瘤局部侵犯重时可出现声嘶、吞咽困难、交感神经受压引起霍纳综合征，甚至血管内癌栓形成。髓样癌可以合并全身多发性内分泌瘤综合征（MEN2A/MEN2B），从而出现面色潮红、顽固性腹泻、类癌综合征等症状。

（四）检验与检查

1968 年，Tashjian 发现 C 细胞可分泌降钙素（Ct）。降钙素可以作为髓样癌的诊断指标，且血清 Ct 的水平与髓样癌的肿瘤负荷相关，但也有不到 1%的病例为非分泌性的。血清 CEA 的检查是髓样癌随诊过程中的重要指标，尤其在 Ct 低水平时，更有意义。当甲状腺结节考虑恶性可能时，应常规检查 Ct 和 CEA 水平以排除髓样癌。确诊髓样癌时，应考虑同时行 RET、RAS 等相应的分子检测。髓样癌局部侵袭性强，也可早期出现远处转移，彩超、CT/MR 有助于评估髓样癌颈部情况，还需进一步详细评估有无全身转移。

（五）诊断与鉴别诊断

结合病史、查体、血清 Ct 和 CEA 结果，以及相应的影像学检查结果，术前多数可以对髓样癌进行明确诊断，必要时可行超声引导下细针穿刺活检，并可行洗脱液的 Ct 检测。一旦怀疑/确诊髓样癌，需进一步评估有无合并全身多发性内分泌瘤综合征（MEN2A/MEN2B）。髓样癌需要与其他类型的甲状腺癌、甲状腺良性结节、甲状舌骨囊肿、腮裂囊肿等鉴别，以淋巴结肿大为主要表现的甲状腺癌尚需要和颈部转移性癌、淋巴结结核、淋巴瘤等鉴别。

（六）治疗

甲状腺髓样癌患者应选择比较积极的手术治疗。对于临床未发现颈部淋巴结转移和无远转移（cN_0M_0）的患者，应进行甲状腺全切除术+中央区淋巴结清扫，可基于降钙素水平考虑是否进行颈侧区（Ⅱ～Ⅴ区）淋巴结清扫。若肿瘤局限于颈部或颈部淋巴结的甲状腺髓样癌患者，则应行甲状腺全切除+中央区淋巴结清扫+患侧侧区（Ⅱ～Ⅴ区）淋巴结清扫。术前影像学检查若显示单侧颈侧区阳性而对侧阴性，并且降钙素水平超过 200 ng/L，应考虑同时行对侧颈侧区清扫。对于进展期或局部晚期的髓样癌，治疗目标更倾向于姑息性治疗或最大限度地预防并发症。当患者出现广泛的局部侵犯或转移时，为了保护说话、吞咽功能和甲状腺旁腺及肩关节功能，进行较保守的中央区和颈侧区手术可能较为合适此外，外放射放疗、全身治疗和其他非手术治疗也可用于控制甲状腺髓样癌的局部进展。

与分化型甲状腺癌不同，髓样癌患者术后无须内分泌抑制治疗，只需将 TSH 维持在正常范围内以避免甲状腺功能减退。由于 C 细胞不具备吸碘功能，术后 ^{131}I 治疗对髓样癌无效，仅在合并有分化型甲状腺癌时才考虑使用。局部外放射治疗可能对控制无法根治性切除的病灶有帮助。

考虑化疗药物的低反应率和新兴治疗选择的出现，单药或联合细胞毒性化疗药物的治疗方案，不应作为持续性或复发性甲状腺髓样癌患者的一线治疗。对于有明显肿瘤负荷和症状性或进展性转移病灶的患者，可采用靶向 RET 和血管内皮生长因子受体酪氨酸激酶的酪氨酸激酶抑制剂治疗方案。对于晚期进展性甲状腺髓样癌患者，凡德他尼或卡博替尼作为酪氨酸激酶抑制药，可单独用作一线全身性治疗。胃肠穿孔、瘘是罕见但严重的药物不良反应。QT 间期延长是凡德他尼独有的不良反应，因此在用药之前应进行评估，预防性用药以减少并发症的发生。

（七）预后与随访

甲状腺髓样癌总体预后较差。有文献报道，散发性髓样癌的 10 年生存率如下：Ⅰ期为 100%；Ⅱ期为 93%；Ⅲ期为 71%；Ⅳ期为 21%。存在 RET 密码子 M918T 突变多提示肿瘤侵袭性强，预后更差。一般情况下，若术后 3 个月内检测到的降钙素（Ct）和癌胚抗原（CEA）水平正常或检测不到，可在随后的 1 年内每 6 个月复查 1 次，结果仍为阴性时，则之后每年复查 1 次。若 Ct<

150 ng/L时，应进行颈部查体和颈部超声检查，结果为阴性时，则每6个月复查1次。若Ct>150 ng/L时，则进行颈部超声、胸部CT、肝脏对比-增强MRI或CT、骨盆和中轴骨的骨扫描及MRI检查。对于甲状腺切除术后患者的血清Ct和CEA水平，应至少每6个月测量一次，以确定它们倍增时间。

四、未分化癌

甲状腺未分化癌是甲状腺癌中预后最差的一种，中位生存时间仅为5～10个月，目前尚无较好的治疗手段。

（一）病因与发病情况

未分化癌病因尚未明确，部分病例可由分化型甲状腺癌逐渐失去分化特性演变而来。未分化癌占所有甲状腺癌的1%～2%，发病年龄多数偏高，高发年龄为70岁左右。

（二）病理

未分化癌是由未分化的甲状腺滤泡细胞构成的高度侵袭性恶性肿瘤。显微镜下可见肉瘤样、瘤巨细胞样和上皮样组织，也可见灶状的鳞状分化或异源性分化；通常伴有坏死、大量的核分裂象和血管侵犯。非滤泡和滤泡旁细胞来源的高度恶性的甲状腺原发肿瘤，一般也归为未分化癌范畴，比如鳞状细胞癌、肉瘤、黏液表皮样癌等。

（三）临床表现与分期

患者典型症状包括迅速增大、质硬、固定的颈部包块，伴有广泛侵犯周围组织，约30%～40%的患者伴有远处转移，如肺、骨和脑。未分化癌均属于Ⅳ期；ⅣA期指肿瘤局限于甲状腺内，无淋巴结转移及远处转移，对于出现腺外浸润且无远处转移的未分化癌，不论有无淋巴结转移，均属于ⅣB期；有远处转移的患者为ⅣC期（图3-5）。此外，由于未分化癌侵袭性强，易发生早期腺外浸润及转移。据报道，未分化癌有69%的气管侵入率，55%的食管侵入率和39%的颈动脉受累率。

（四）治疗与预后

手术治疗对于未分化癌患者往往无法达到较好的疗效，且由于其无摄取^{131}I

功能，也无法行核素治疗，因此，局部未分化癌放疗与全身化疗是除手术治疗外的可选方案。对于全切或近全切除甲状腺的患者，建议术后放疗。尽管目前关于围术期的全身化疗或放疗的时间和顺序并没有明确规定，但是鉴于 ATC 的发展迅速，国内外专家普遍认为应该尽快施行化疗或放疗。遗憾的是，正如 2012 年 ATA 甲状腺未分化癌患者管理指南所指出的，目前对于进展性 ATC 缺乏系统的治疗方法。即使进行了规范的初步治疗，大多数未分化癌患者在数月内病情仍可能出现新的进展，包括远处转移（最常见的转移部位是肺部，其次是骨骼和大脑）。

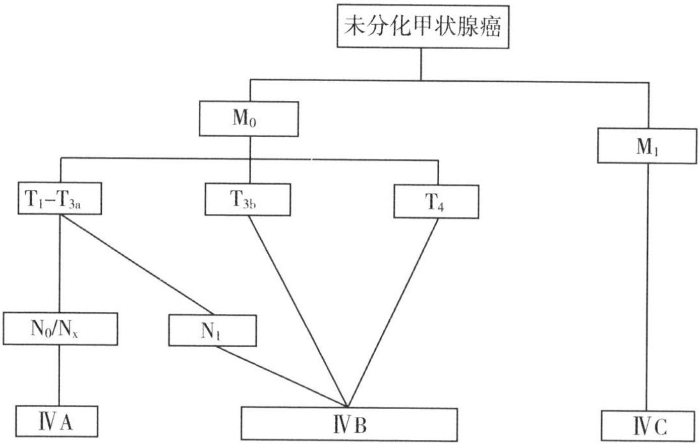

图 3-5　未分化癌的 AJCC 分期（第 8 版）

五、特殊病例类型的甲状腺

（一）鳞状细胞癌

原发于甲状腺的鳞状细胞癌在临床极为罕见，仅占甲状腺恶性肿瘤的 1%以下，常见于老年人，发病年龄多在 50 岁以上。诊断原发性甲状腺鳞状细胞癌时，首先需要排除全身其他部位的鳞状细胞癌转移或邻近器官鳞状细胞癌的浸润。甲状腺鳞状细胞癌的临床表现与其他甲状腺癌相似，通常表现为甲状腺内无痛性包块、质硬、边界不清。但较分化型甲状腺癌，恶性程度高，多数进展迅速，可侵犯邻近器官出现声嘶、吞咽困难等，甚至出现远处转移。由于原发性甲状腺鳞状细胞癌的恶性程度高、预后差，对化疗、放疗均不敏感，因此早期发现、积极彻底的手术治疗是关键。

（二）黏液腺癌

黏液腺癌在临床更为罕见，并且目前诊断标准尚存在争议，一般认为甲状腺原发癌产生大量的细胞外黏液，并且在显微镜下占肿瘤面积的50%以上，可诊断为黏液腺癌。诊断甲状腺原发性黏液腺癌时，需将其与能够产生黏液的其他甲状腺癌亚型相鉴别。通常建议对原发性黏液腺癌患者实施甲状腺全切除术+治疗性淋巴结清扫。初始治疗后一旦复发，后续治疗如手术、^{131}I 治疗、放疗、药物治疗等疗效均不佳，多数患者的生存期只有数月。因此初始阶段的规范化手术治疗尤其重要。

（三）甲状腺间叶组织来源的恶性肿瘤

包括纤维肉瘤、脂肪肉瘤、平滑肌肉瘤、横纹肌肉瘤、骨肉瘤、软骨肉瘤及血管肉瘤等，这些肿癌在临床上也极为罕见。它们对放疗、化疗的反应不佳，^{131}I 治疗亦无效，一旦发现，应以扩大切除手术治疗为主。

六、甲状腺的手术指征与术前准备

1. 手术指征

除甲状腺未分化癌外，所有确诊的甲状腺癌都应尽快进行积极的手术治疗（针对部分低危的 PTMC，在患者充分知情并签署同意书的前提下，可以考虑密切观察）。对于已有局部明显浸润和（或）远处转移的未分化癌，手术治疗意义不大，其目的主要是为了改善生活质量，对延长生存期帮助不大。然而，对于局限在腺体内的甲状腺未分化癌，也应考虑积极的手术治疗。

2. 术前准备

评估患者的一般情况，详细询问病史，并针对合并疾病进行特殊的术前准备，同时积极进行心理准备及生理准备。完善术前辅助检查（包括实验室检查、X 线胸片、心电图、B 超、CT 或 MRI 等）。在术前评估及辅助检查均无手术禁忌者，应限期手术治疗。甲状腺手术时应注意有无合并甲状腺功能亢进，如有，则需按照甲状腺功能亢进术前准备进行。对于甲状腺恶性肿瘤，需明确肿物位置、淋巴结状态、肿瘤与周围器官关系，以及有无远处转移。术前应做好气管、食管、血管等可能受侵犯而需要重建的准备，必要时进行多学科联合手术。针对特殊类型的甲状腺癌，如甲状腺髓样癌合并全身多发性内分泌综合征时，应注意全身其他器官的功能状态，并在调整至可耐受手术时尽快行甲状腺癌手术，同时注意不同器官手术的先后顺序。

第二节　甲状腺转移癌

甲状腺转移癌极少见，占所有疑似甲状腺癌手术患者的1.4%~10.0%。在未经选择的尸检中甲状腺转移癌的发生率为0.5%，但在广泛转移的恶性肿瘤患者尸检中，发生率上升至24%。甲状腺转移癌的临床特征通常表现为颈部肿物，可伴有原发肿瘤的其他临床表现。当甲状腺肿瘤压迫气道时，患者可能会出现呼吸困难；若肿瘤侵及喉返神经，则可能导致声嘶。

甲状腺转移癌的转移机制包括邻近器官（如喉、食管）的恶性肿瘤直接浸润，此类病变多通过影像学证据诊断；或经由血管、淋巴管由远隔器官转移而来，如肾、胃、肺、乳腺等，此类病变通常表现为圆形或类圆形结节，需要结合全身检查来明确诊断。据国外文献报道，甲状腺转移癌主要源自肾癌，自肺癌、乳腺癌、食管癌及妇科肿瘤。Lam 等报道，中国人的甲状腺转移癌主要来源于肺癌（43%）、乳腺癌（9%）和胃癌（8%）。甲状腺转移癌以甲状腺占位为首发症状，若原发肿瘤的临床表现不典型，容易被误诊为甲状腺原发肿瘤。

甲状腺转移癌更易于出现在甲状腺功能异常或已有原发甲状腺良、恶性肿瘤的患者中，这可能与甲状腺病变后局部血供变差，导致组织内氧含量和碘含量降低，从而更易受转移性恶性病变影响有关。

一、诊断

甲状腺转移癌的诊断可通过病史询问、详细的体格检查、B超检查、细针穿刺细胞学检查、空心针活检病理学及免疫组化染色等辅助检查手段来确立。术前准确区分甲状腺肿瘤是原发性还是转移灶并不容易，因为两者在影像学和临床表现上类似。细致的病史收集有利于转移性甲状腺癌的诊断，尤其是患者有肺、肾、乳腺等肿瘤病史或切除史。甲状腺转移癌的超声学表现可以为散在或弥漫性的甲状腺占位性病变或是结节性甲状腺肿。术前行针吸细胞学检查或空心针穿刺病理对诊断也有重要价值，然而诊断的金标准依然是术后病理学检测，必要时还需要进行免疫组化染色。

在进行病理检测时，如果甲状腺肿瘤切片部分出现显著不同的形态组织学特征，应考虑甲状腺转移癌的可能性，特别是在患者合并有其他恶性肿瘤病史时。进一步的病理学确诊需要根据肿瘤特异性标志物进行免疫组化染色以明确鉴别。

绝大部分的甲状腺转移癌通过病理检测即可确诊，但少数病例的诊断则非常困难，因为某些转移癌的形态与甲状腺原发肿瘤形态极为相似，甚至相同。免疫组化染色通常有助于鉴别甲状腺原发癌和转移癌。甲状腺原发癌常阳性表达甲状腺球蛋白（Tg）、甲状腺转录因子 1（thyroid transcription factor-1，TTF-1）或降钙素（calcitonin），而转移癌一般不表达这些标志物，而表达与其起源组织相关的特异性标志物。需要注意的是，有文献报道，少数消化道腺癌阳性表达 TTF-1，而某些甲状腺转移癌也可出现 Tg 假阳性表达，这种情况需要病理医师特别警惕。另外，在有甲状腺肿瘤既往史的甲状腺转移癌患者中，转移灶有时可出现在甲状腺腺瘤成分中，这种情况较为罕见，应注意区分两种肿瘤成分。

二、手术、治疗及预后

目前，针对甲状腺转移癌尚缺乏明确的治疗规范，手术治疗的效果及其适用性仍存在争议。临床普遍认为，一旦诊断为转移性甲状腺癌，治疗应以原发疾病为主。手术的主要目的在于彻底去除甲状腺转移瘤或减轻压迫症状。手术治疗或方式选择，应综合考虑患者的全身情况、转移灶的大小及范围，原发疾病的治疗和控制程度，以及易否有在其他部位的转移等情况。依据治疗目的的不同，手术大致可分为治疗性手术、减压手术及姑息性手术/治疗。

1. 治疗性手术

对于原发肿瘤可治疗且转移病变局限于甲状腺的患者，可考虑实施甲状腺全切除手术，预后相对较好。若一侧腺叶已切除，术后病理发现是甲状腺转移癌，且患者没有明显压迫症状，对侧腺叶未发现确切的转移病灶时，可进行严密观察。

2. 缓解压迫症状的手术

对于因甲状腺肿瘤引起压迫症状的患者，手术切除可解除或缓解压迫症状。

3. 姑息性手术/治疗

对于已经发生播散性转移的转移性甲状腺癌的患者，可以行姑息性手术切除，术后应补加放疗和化疗，如不能手术者则应给予姑息性放疗和化疗。

甲状腺转移癌的总体预后不良，可能是由于甲状腺转移较为隐匿，早期难以发现，当发现时转移灶已较大或伴有其他部位的转移，患者可能因广泛播散而最终死亡。对于原发癌预后不良的甲状腺转移癌患者，除非出现严重的压迫症状，否则手术治疗可能并不推荐。对于原发癌预后较好者如肾癌，有研究表明切除转移灶可以改善预后，使患者生存延长至数年甚至更久。

第四章

乳腺良性肿瘤

第一节　乳腺纤维腺瘤

乳腺纤维腺瘤（fibroadenoma of breast），又称乳腺纤维瘤（adenofibroma），乳腺属于特殊分化的腺体，所发生的乳腺纤维腺瘤是来源于乳腺小叶内纤维组织和腺上皮的良性肿瘤，多以无痛性乳房肿块为其临床表现，而一侧乳房有两个或更多肿块时，即为多发性乳腺纤维腺瘤，其本质上属于良性间质与上皮的混合性瘤。

一、病因与病理

纤维腺瘤是小叶内纤维组织对雌激素的敏感性异常增高，导致过度增生的结果。纤维腺瘤常以小叶内纤维细胞增生为主，同时伴有小叶内腺上皮增生，两者都属于肿瘤成分，故称纤维腺瘤，其病因尚未完全明确。研究表明可能与雌激素水平失衡、高脂高糖饮食、家族遗传倾向、精神状态等因素有关。临床上，纤维腺瘤周围常发现乳腺增生区域，不少纤维腺瘤正是从乳腺增生的基础上发展起来的。纤维腺瘤的腺上皮可出现不典型增生，甚至癌变。其纤维成分的异型增生，也可能发生肉瘤变，但概率相当小。肿瘤的大体形态呈圆形或椭圆形，表面光滑，呈结节状，边界清晰，包膜完整。切面结构腺管成分多，呈浅粉红色，质地软；若纤维成分多，质较硬，呈灰白色半透明状。

二、临床表现

纤维腺瘤是女性中最常见的乳腺良性肿瘤，由上皮和纤维组织增生而成，其发病率在乳腺良性肿瘤中居首位，约占乳腺良性肿瘤的3/4。这种肿瘤好发于卵巢功能旺盛但调节紊乱的年轻女性、行经期，以及任何年龄段的女性，但大多在18~30岁之间，很少发生在初潮前或绝经期后，发生于初潮前的纤维腺瘤又称青春期乳腺纤维腺瘤。据南昌市第三医院乳腺科报道，青春期乳腺纤维腺瘤在月经初潮前的病例有41例，占同期收治乳腺纤维腺瘤患者的1.05%，临床少见。纤维腺瘤可发生在乳腺的任何部位，以外上象限居多。肿瘤大小不一，一般无任何症状，患者都是在无意中触摸到，或在自我检查时，或在普查时发现的。纤维腺瘤多为单发，多发者占15%。由于纤维腺瘤发源于乳腺小叶，而小叶密集在乳腺边缘部，所以纤维腺瘤多发生在乳腺的边缘及厚实区域，乳晕区不发生纤维腺瘤，因为乳晕下为输乳窦和大导管，无腺叶组织。

纤维腺瘤的形状多数为圆形、椭圆形或分叶状，部分为结节形。瘤体边界清楚，活动度大，表面光滑，触诊时有滑脱感，无触痛，质地韧实，一般不会引起皮肤粘连，亦不会固定于胸肌。纤维腺瘤一般增大缓慢，常在数年内无明显增大，但少数可有较显著增大，肿瘤直径一般在1~3 cm之间，直径≥5 cm的被称为巨纤维腺瘤（分叶型纤维腺瘤），可以是单发或多发。如果腺体在短期内增大明显，或可触及肿大的腋窝淋巴结，应考虑其恶变可能。

三、诊断和鉴别诊断

根据乳腺纤维腺瘤好发年龄、临床特点，一般不难诊断，但对少数肿瘤边界欠清晰或伴腋窝淋巴结大时也有困难。可用超声检查、X线摄片、近红外扫描（含三算子血氧检测），以及肿块细胞学穿刺活检等方法帮助鉴别。乳腺纤维腺瘤由上皮和纤维组织增生而成，其纤维成分可恶变为肉瘤，如恶性叶状肿瘤、腺上皮成分可恶变为癌，故有些纤维腺瘤边界不甚清晰，有些极小而多发的纤维腺瘤聚合在一起，尤其是在乳腺肥大时，易被误诊为乳腺增生症。某些乳腺癌的外观酷似纤维腺瘤，而一些边界不整的纤维腺瘤又酷似乳腺癌。一些前瞻性研究表明，临床诊断为纤维腺瘤的患者中，术后病理诊断为乳腺癌者占1.3%~6%。因此，对于妊娠后至绝经期的乳腺肿块，即使临床表现像纤维腺瘤，仍必须排除患乳癌的可能性（表4-1）。

表 4-1 常见乳房肿块的鉴别

项目	纤维腺瘤	乳腺囊性增生	乳腺癌	肉瘤	结核
年龄/岁	20~25	25~40	40~60	中年女性	20~40
病程	缓慢	缓慢	快	快	缓慢
疼痛	无	周期性疼痛	无	无	较明显
肿块数目	常为单个	单个或多个	常为单个	单个	不定
肿块边界	清楚	不清	不清	清楚	不清
移动度	不受限	不受限	受限	不受限	受限
转移性病灶	无	无	多见于局部淋巴结	多为血液转移	无
脓肿形式	无	无	无	无	可有冷脓肿

四、治疗

乳腺纤维腺瘤唯一有效的治疗方法是手术切除，预后良好。但若手术方式选择不当，可能会导致乳房外观受损。故对青年女性多发的纤维腺瘤的治疗，应根据肿瘤大小、位置等诸多因素，选择最合适的手术方式及选择最佳的手术切口，如乳晕缘弧形切口、腋窝切口、乳房下皱褶切口等，达到切口合理、美观的目的。对于多发性肿瘤患者，一般不强求一次性全部切除，可以先切除较大的肿瘤，小的暂行观察。由于妊娠易使静止的纤维腺瘤增大，应在妊娠前切除。对于超过 35 岁的患者，更应尽快手术切除以排除恶性可能。

妊娠后的纤维腺瘤一般也都应手术切除。绝经后发现的纤维腺瘤，必须切除送病理检查以确诊。

对肿块直径<2 cm 者，微创旋切术是近年来被提倡的一种美容手术方法。穿刺入口多选择距肿瘤较近且不影响乳房美观处。局部麻醉切开皮肤 0.2 cm，在 B 超引导下置入 Mammotone（麦脉通）的 14G 或 18G 探针，将其置于病灶下方或中心，利用该系统的真空抽吸辅助装置，逐一将病灶清除（即用位于管状刀内的取样杆，在负压吸引下将病灶满意取出），穿刺处无须缝合。

此外，还有小针刀治疗，通过穴位刺激、疏通经络，纠正卵巢功能失调，刺激局部组织病灶，以促进修复并达到治愈的目的。高强度聚焦超声治疗，也是一种有效、安全、无创的非侵入性治疗方法。

第二节　其他乳腺良性肿瘤

一、乳头管腺瘤

乳头管腺瘤（nipple ductal adenoma），又称为糜烂性腺瘤病、乳头状瘤和乳头乳突状腺瘤等，一种是发自乳头部导管上皮的良性肿瘤，少见，好发于40~50岁女性，病程较长。临床表现为乳头表面见溃疡，有血性、浆血性溢液，糜烂结痂，乳头变硬、膨大或朝向改变。在乳头或乳晕下方可扪及质硬，无包膜，边界清楚或不清楚的结节，直径为0.5~2.0 cm，切面呈灰白或灰黄色。少数肿瘤可见小囊肿或扩张导管。临床上，该病常被误诊为乳头Paget病，但部分患者的乳头表面可能无明显改变。癌变者极少见。治疗主要采用乳头和乳晕下乳腺组织的楔形切除术，术后很少复发。

二、错构瘤

错构瘤（hamartoma），又称腺脂肪瘤，极为少见，占乳腺良性肿瘤的0.12%~0.16%。错构瘤可见于13~65岁的女性，多好发于中青年女性。其生长缓慢，常无症状，肿瘤多为单发，大小在1~13.5 cm之间，边界清楚，质软，活动度好，无粘连、无触痛。在X线片上，错构瘤表现为圆形或椭圆形块影，边缘光滑，中心密度不均，周围有一圈透亮的狭窄带。确诊需靠病理检查，应施行手术切除，无复发，预后良好，且不影响功能。

三、脂肪瘤

乳腺脂肪瘤（lipoma）是由脂肪细胞增生所形成的良性肿瘤，多见于中年及以上的女性，尤其是在乳房脂肪丰满的较大乳腺内，多位于皮下组织，也可位于乳腺深部。一般无疼痛、乳头溢液或其他不适症状。乳腺脂肪瘤生长缓慢，多为单发，偶见多发。其形状通圆形或椭圆形，呈分叶状，大小一般为3~5 cm，大者>10 cm，边界清楚，可推动，质软，无粘连。通过针吸细胞学检查可见正常脂肪细胞，钼靶摄片可见特征性局部透光影，边界清楚，伴有邻近组织的压迫性改变。治疗通常以手术单纯切除肿瘤为主，术后较少复发。对于多发性脂肪瘤，诊断清楚且对美容和功能无影响者，可采取观察的方式处理。

四、腺瘤

腺瘤（adenoma）多发生于年轻女性中，尤其是在妊娠期和哺乳期的女性中较为常见，幼女和老年女性为极少见。这种肿瘤占乳腺良性肿瘤的1.7%~5.5%。肿瘤的直径可达1~3 cm，切面边缘稍外翻，呈淡粉红色。本病可单发也可多发，生长较快。少有恶变者，经前隐痛或胀痛感，无乳头溢液，多为球形，质硬，可推动、无腋窝淋巴结肿大。临床上，腺瘤与纤维腺瘤的鉴别较为困难，需经病理诊断，治疗上，及时进行肿瘤切除术或区段切除术，可治愈。

五、腺肌上皮瘤

腺肌上皮瘤（adenomyoepithelioma）是一种罕见的乳腺良性肿瘤，发病年龄在27~86岁。多数患者为乳腺单发无痛性包块，可位于乳腺任何区域，少数患者伴有乳头溢液。局部切除肿瘤为首选的治疗方法。局部切除后偶有复发及癌变，且多见于术后5~6年。

六、乳腺平滑肌瘤

乳腺平滑肌瘤来自乳头、乳晕区的平滑肌组织及乳腺本身的血管平滑肌。这是一种少见的良性肿瘤，较少发生恶变。肿瘤可发生于乳头、乳晕及乳腺深部，多呈圆形或椭圆形，边界清楚且有包膜、实性、质中、偶硬。切面呈白色或浅红色。肿瘤由分化成熟的平滑肌细胞构成，略大于正常的平滑肌细胞。需要靠病理确诊，治疗上唯一有效的方法是手术切除，切除后肿瘤少有复发，预后良好。但若瘤体迅速增大并伴有疼痛，提示恶变可能，手术应扩大范围。

七、乳腺血管瘤

乳腺血管瘤是由血管组织构成的先天性良性血管畸形，少见。它可发生于任何年龄，常位于乳腺皮肤、皮下和腺实质内。肿瘤有单发也有多发。肿瘤表面光滑、边界清楚、无明显包膜、质柔软、生长缓慢或停止。瘤体质软可压缩，有囊性感，可活动，无触痛，穿刺抽出血性液体。因可浸润性生长，较小的血管瘤手术切除多能治愈，如切除不彻底，可能复发，较大的血管瘤如广泛累及乳腺，可行单纯乳腺切除术。

八、乳腺颗粒细胞瘤

乳腺颗粒细胞瘤起源于神经鞘的施万细胞，由伴有嗜酸性颗粒状胞质的细胞组成，少见，发病年龄在17~75岁之间，女性多见。肿瘤好发于乳腺的内上象限，多位于乳腺皮下，可引起皮肤凹陷甚至乳头内陷，乳腺实质内的肿块通常呈圆形、结节或分叶状，质硬，较固定，或呈假上皮瘤样增生，伴有过度角化。治疗通常采用肿瘤的完整切除，预后良好。有报道，少数病例可发生淋巴结转移。

九、乳腺良性血管外皮细胞瘤

乳腺良性血管外皮细胞瘤是一种起源于乳腺血管外皮细胞的良性肿瘤，少见。可发生于任何年龄，女性较多，少数为先天性。有良性、恶性之分，但界限不明显。常在乳腺皮下发现无痛性肿块，呈结节状、质中、边界清、无粘连、数毫米至数厘米大，生长缓慢。X线及B超检查均无法确诊，病理检查及网状纤维Foot染色可做出明确诊断。治疗通常采用手术切除，若切除彻底可治愈，恶性者应加放疗，也可加化疗。

十、乳腺炎性肌成纤维细胞瘤

乳腺炎性肌成纤维细胞瘤（inflammatory myofibroblastic tumor，IMT）更为罕见，可伴有发热、体重减轻、盗汗及淋巴结肿大等全身症状。诊断要点是乳腺有肿块，不明原因的反复低热和盗汗，外周白细胞尤其是中性粒细胞异常升高和肿瘤局部炎性反应。根据WHO肿瘤分类，该肿瘤被定为中间性偶有转移型肿瘤，其病理学形态复杂，诊断较为困难。肿块切面灰白、灰黄、质较软。组织学显示炎症背景下不同数量成纤维细胞、肌成纤维细胞、淋巴细胞、浆细胞、嗜酸性粒细胞和组织细胞。治疗多采取全乳切除术。

十一、乳腺神经纤维瘤

乳腺神经纤维瘤不常见，是一种由乳腺神经组织发生的良性肿瘤，生长缓慢，一般不会恶变，可见于女性各年龄段。肿瘤多位于乳晕附近的皮下组织中，形状多为圆形或椭圆形，呈结节状，边界清楚，活动度良好，偶有压痛和放射样痛。显微镜下可见神经纤维瘤细胞为长棱形，细胞核细长或椭圆形，胞质呈丝状伸出，无核分裂象。治疗上，对于体积较小的肿瘤，可完全切除，较大的肿瘤，可在切除肿瘤同时，包括周围一部分乳腺组织，以防止复发。

十二、乳腺良性间叶细胞瘤

乳腺良性间叶细胞瘤是由至少 3 种分化成熟的间胚叶组织混合构成的良性肿瘤。其基本成分是血管、脂肪和肌肉。大多单发肿块，少有多发，多为扁圆形，质软，无粘连，无压痛，无腋窝淋巴结大，直径在 1~10 cm 之间。有薄而完整的包膜，切面呈灰黄或黄白色，瘤组织由至少 3 种成熟的间叶组织构成，常见的是脂肪、血管、平滑肌，治疗上，通过手术完整切除肿瘤预后良好。

十三、乳腺纤维组织细胞瘤

乳腺纤维组织细胞瘤是由组织细胞和纤维细胞组成的良性肿瘤，显微镜下见瘤内有许多血管裂痕，周围有致密的纤维细胞和胶原纤维，呈轮辐状排列。有的管腔较大，内有红细胞，还有数量不等的组织细胞，胞质呈空泡状，内有脂质及含铁血黄素颗粒。临床多见于中青年女性，可在乳腺及其他皮肤表面见到质较硬的大小形态不一的结节，直径从数毫米到数厘米。此瘤对药物治疗及放疗均不敏感，手术时采取局部扩大切除即可，少有恶变和转移。

十四、乳腺淋巴管瘤

乳腺淋巴管瘤多为先天性，源于胚胎时期遗留的淋巴管组织，后天生长成良性肿瘤。临床可见乳腺表皮疣状小水疱样、海绵状或水囊样肿块，不能压缩且无压痛。显微镜下可见淋巴瘤组织由许多管腔大小不等，管壁厚薄不一的淋巴管构成，其管腔内含淋巴液。根据其结构特点，淋巴管瘤可分为毛细淋巴管瘤、海绵状淋巴管瘤和囊性淋巴管瘤。治疗上，囊性及海绵状淋巴管瘤可手术，毛细淋巴管瘤可用液氮冷冻治疗、激光治疗和低电压短距离 X 线照射等方法，疗效好。

第五章

胃、十二指肠疾病

第一节　胃、十二指肠良性肿瘤

胃部的良性肿瘤少见，占胃部肿瘤的1%~5%，而十二指肠良性肿瘤更为少见，占所有小肠肿瘤的9.9%~29.8%。胃、十二指肠良性肿瘤按其发生组织的不同可分为两类：一类源自黏膜的上皮组织，包括息肉或腺瘤；另一类源自胃、十二指肠壁的间叶组织，包括平滑肌瘤、脂肪瘤、纤维瘤以及神经和血管源性肿瘤等。在这些肿瘤中，以息肉和平滑肌瘤比较多见，约占全部胃、十二指肠肿瘤的40%。

一、息肉

（一）概述

胃、十二指肠息肉是一种来源于胃、十二指肠黏膜上皮组织的良性肿瘤，其发病率占所有良性病变的5%以上。

根据息肉的组织发生、病理组织形态、恶性趋势，可分为腺瘤性息肉、增生型息肉和炎性纤维样息肉等。

1. 腺瘤性息肉

腺瘤性息肉为真性肿瘤，发病率占息肉的3%~13%，多见于40岁以上的男性。约60%的腺瘤性息肉为单发性，外形常呈球形，部分有蒂或亚蒂，广基无蒂者可占63%，胃腺瘤的直径通常在1.0~1.5 cm之间，部分可增大到4 cm以上。胃窦部是腺瘤的多发部位，腺瘤表面光滑或呈颗粒状，甚至分叶状、桑葚状，色泽可充血变红，位于贲门、幽门区者经常形成糜烂或浅溃疡，而息肉之间的黏膜呈现正常状态。若整个黏膜的腺体普遍肥大，使黏膜皱襞消失，呈现一片肥厚粗糙状，并伴多发性息肉者，称为胃息肉病。

腺瘤虽属良性，但腺上皮有不同程度的异常增生，重度时和早期癌不易鉴别，故称其为交界性病变。依据病理形态，腺瘤可分为管状腺瘤和乳头状腺瘤（或绒毛状腺瘤），前者由被固有层包绕分支的腺管形成，腺管排列一般较规则，偶见腺体扩张成囊状，腺体被覆单层柱状上皮，细胞排列紧密；后者则由带刷状缘的高柱状上皮细胞被覆分支状含血管的结缔组织索芯组成，构成手指样突起的绒毛，有根与固有层相连。该两型结构可存在于同一息肉内（绒毛管状或乳头管状腺瘤），伴有不同程度异形增生是癌变的先兆。同一腺瘤内亦可发生原位癌乃至浸润癌的变化。息肉性腺瘤的癌变率不一，管状腺瘤的癌变率约为10%，乳头状腺瘤癌变率则可高达50%~70%。息肉直径大于2 cm，息肉表面出现结节、溃疡甚或呈菜花状，息肉较周围黏膜苍白，息肉蒂部宽广，周围黏膜增厚，则常是恶性的征象。

2. 增生性息肉

增生性息肉较常见，约占胃良性息肉的90%。多为单发，无蒂或有蒂，表面光滑，色泽正常或稍红，突出黏膜表面，其表面是分泌黏液的柱状细胞，基质丰富。息肉直径小于1 cm。常见于胃窦部，是慢性炎症引起黏膜过度增生的结果，该息肉是由增生的胃小凹上皮及固有腺组成，偶可观察到有丝分裂象和细胞的异形增生。间质以慢性炎症性改变为其特点，并含有起源于黏膜肌层的纤维肌肉组织条带，常见于萎缩性胃炎、恶性贫血以及胃黏膜上皮化生患者，其中90%的患者胃酸缺乏。增生性息肉的癌变率很低（<5%），极少部分癌变系通过腺瘤样增生或继发性肠化生、异形增生发展而来。随访发现，部分增生性息肉患者胃内除息肉外同时存在浸润癌，发生率约为2. 3%，值得注意。

3. 炎性纤维样息肉

炎性纤维样息肉可能是一种局限形式的嗜酸性胃炎，可为单发或多发，无蒂或蒂很短，也好发于胃窦部。病变突向胃腔，组织学所见为纤维组织、薄壁的血管以及嗜酸细胞、淋巴细胞、组织细胞和浆细胞的黏膜下浸润。其发病机制仍不清楚，可能涉及炎性病变的过程。

(二) 诊断

大多数胃、十二指肠息肉患者无明显临床症状，往往是在X线钡餐检查、胃镜检查或手术尸检标本中偶然发现的。当息肉生长较大时，可出现上腹不适、疼痛、恶心、呕吐等症状，若息肉表面糜烂、出血，可引起呕血和黑便。疼痛多发生于上腹部，为钝痛，无规律性与特征性。位于贲门附近的胃息肉偶可出现吞咽困难，位于幽门区或十二指肠的较大腺瘤性息肉可有较长的蒂，可滑入幽门口，表现为发作性幽门痉挛或幽门梗阻现象。如滑入后发生充血、水肿，不能自行复位，甚至出现套叠，部分胃壁可发生绞窄、坏死，甚或穿孔，导致继发性腹膜炎。位于Vater壶腹部肿瘤，可压迫胆管，出现梗阻性黄疸。部分腺瘤性息肉患者往往有慢性胃炎或恶性贫血的表现。大多数患者体格检查无阳性体征。

胃息肉因症状隐匿，临床诊断较为困难。约25%的患者在大便潜血试验中呈阳性。大多数息肉可由X线诊断，显示为圆形半透明的充盈缺损，如息肉有蒂，此充盈缺损的阴影可以移动。无论是腺瘤性息肉还是增生性息肉，胃镜下的活组织检查是判定息肉性质和类型的最常用诊断方法。如息肉表面粗糙，有黏液、渗血或溃疡，提示有继发性炎症或恶变。对于小的息肉，内镜下切除息肉并回收全部息肉送检病理诊断最可靠；对于较大的息肉，细胞刷检对判断其良恶性可能亦会有些帮助。较大的胃息肉多是肿瘤样病变，钳夹活检可作为最基本的诊断方法，依据组织学结果决定进一步的诊疗方法。有些腺瘤性息肉在恶变早期病灶小、浅，很少浸润，而胃镜下取材有局限性，不能反映全部息肉状态而易漏诊。因此，对于对胃息肉患者，即使病理活检显示为增生性息肉或腺瘤性息肉，均需要在内镜下进行切除治疗。对于大息肉，镜下切除有困难者需手术治疗。胃息肉患者应行全消化道检查，以排除其他部位息肉的存在，因为此类息肉患者更常见结直肠腺瘤。

(三) 治疗

内镜下切除息肉是治疗胃息肉的首选方法。随着内镜技术的发展和广泛应用，镜下处理胃、十二指肠息肉已普遍开展，且方法较多。开腹手术的适应证包括：未能明确为良性病变的直径大于2 cm的有蒂息肉；直径大于2 cm的粗蒂或无蒂息肉；息肉伴有周围胃壁增厚；不能用内镜圈套器或烧灼法全部安全切除的息肉；内镜切除的组织学检查持续显示为侵袭性恶性肿瘤。手术切除通常包括息肉周围一些正常组织。如果发现浸润癌或息肉数量较多时，可行胃大部切除。

二、平滑肌瘤

（一）概述

胃、十二指肠平滑肌瘤是最常见的起源于中胚层组织的良性肿瘤。有临床症状的胃部病变中，胃平滑肌瘤占0.3%，占全部胃肿瘤的3%，占全部胃良性肿瘤的23.6%。本病多见于中年人，男女发病率之比为1.3 ∶ 1。

关于胃平滑肌瘤的组织来源，目前仍有争议。随着电镜和免疫组化技术的应用，有些作者提出，部分平滑肌瘤来自胃肠道肌间神经丛的神经膜细胞或来自未分化的间叶细胞。在早期，平滑肌瘤位于胃、十二指肠壁内，随着肿瘤不断地扩展，其可突入腔内成为黏膜下肿块（内生型），或向壁外发展成为浆膜下肿块（外生型），前者为常见的形式。偶有呈哑铃状肿瘤而累及黏膜下和浆膜下者。胃平滑肌瘤可发生于胃的任何部位，但以胃体部（40%）常见，其次为胃底、胃窦、贲门。有2.1%的胃平滑肌瘤可发生恶变，5%~20%十二指肠平滑肌瘤可发生恶变。平滑肌瘤表面光滑或呈分叶状，没有包膜，其边缘的肿瘤细胞与周围的胃壁细胞互相混合，易与恶性平滑肌瘤混淆。多形性细胞和有丝分裂象的存在提示为恶性病变，但决定恶性的唯一结论性证据是肿瘤的转移和胃内浸润性生长。因此，所有胃平滑肌瘤在没有随时间和行为表现提供了相反证据之前应该怀疑其恶性可能。

（二）诊断

胃平滑肌瘤的临床表现差异较大，决定于肿瘤的大小、部位、发展形势。肿瘤小者可无症状，较大的向胃腔内生长的肿瘤可引起上腹部压迫感、饱胀感和牵拉性疼痛。若肿块伴有黏膜糜烂、溃疡，可导致反复的上消化道出血，并可致缺铁性贫血。有的患者以呕血为首发症状，且呕血量较大，也有以消化不良或单纯黑便为症状者。约20%的胃平滑肌瘤位于幽门附近，但位于幽门部的巨大平滑肌瘤，偶可引起梗阻症状。发生于胃大弯向胃外生长的肿瘤，有时可以在上腹部触及肿块。

当胃平滑肌瘤肿块较小时，缺乏临床症状；而晚期并发溃疡时，又易被误诊为消化性溃疡或胃癌。文献报道其诊断符合率仅为 21.1%～42.9%。目前，主要借助于 X 线和胃镜检查进行诊断。胃平滑肌瘤在 X 线下的表现为突入胃腔内的球形或半球形肿物，边线光滑规整，界限清楚，多形成一个孤立的充盈缺损，胃壁柔软，周围正常黏膜可直接延伸到肿物表面，形成所谓的“桥形皱襞”。并发溃疡者肿物表面可形成典型的龛影，常较深，周围无黏膜聚集现象。腔外型平滑肌瘤由于肿瘤的牵拉和压迫，胃壁可有局限性凹陷，黏膜皱襞展开，或呈外在压迫样缺损。哑铃型平滑肌瘤，肿块向腔内外生长，既可见到胃内光滑块影，胃又有不同程度的受压及黏膜展平。但 X 线检查不能确定肿瘤的性质。通常胃镜由于取材表浅，对黏膜下肿瘤的确诊率不足 50%。超声内镜检查有助于胃平滑肌瘤的诊断，CT 及 MRI 亦有帮助。

（三）治疗

胃平滑肌瘤的治疗以手术为主，切除范围应包括肿瘤周围 2～3 cm 的胃壁，肿瘤摘除手术是不恰当的治疗方法。切除标本必须送冰冻切片检查，如诊断为恶性，宜扩大切除范围或进行胃大部切除术。

第二节　十二指肠憩室

一、概述

（一）病因

憩室形成的基本原因是十二指肠肠壁的局限性薄弱和肠腔内压力升高。肠壁薄弱的原因可能为先天性肌层发育不全、缺乏内在的肌肉紧张力或是随着年龄增加，肠壁肌层发生退行性变。憩室形成与十二指肠的特殊性有关。特别在乏特壶腹周围，如胆管、胰管、血管穿过处，肠壁较易有缺陷，憩室也多发生在这些部位。憩室形成也与肠腔内压长期增高有关，尽管肠内压增高的机制尚未完全清楚。另外，憩室形成还可能与肠外病变引起的粘连牵扯、肠脂垂脂肪过多积聚、局部神经学营养障碍等因素有关。

（二）病理

十二指肠憩室可分为原发性和继发性两种。原发性憩室又称先天性或真性憩室，憩室壁的结构与肠壁完全相同，含有黏膜、黏膜下层和浆肌层等肠壁的全层结构。憩室在出生时即存在，显然是一种先天性的发育异常。

继发性憩室，又称后天性或假性憩室，憩室形成初期可能含有肌层，随着憩室增大，肌层逐渐消失，使憩室壁仅有黏膜、黏膜下肌层和浆膜层。憩室大多为单发，约占 90%，但也有 10%的患者同时有两个以上憩室或者在胃肠道其他部分（如胃、空肠、结肠）等也有憩室存在。

在十二指肠憩室的发病分布中，约 60%~70%的憩室发生在十二指肠降部，其中多半集中在乳头附近 2. 5 cm 以内，称为乳头旁憩室；其次为第 3 及第 4 段（水平部及上升部），占20%~30%；十二指肠第一段的真性憩室很少见。

另有一类被称为十二指肠腔内憩室，是向肠腔内突出的结构，内外两面均有黏膜覆盖，并开口与十二指肠腔相通。此类憩室少见，实际上是肠管畸形，与前述憩室的性质不同，但也可以引起类似的症状和并发症。在外科处理上，处理原则相同。

二、诊断

（一）并发症

1. 憩室炎

肠内容物潴留在憩室内，可能因排空不畅，经常刺激其内壁而发生急性或慢性炎症，或者引起憩室周围炎、十二指肠炎或胆管炎等。患者常有饱胀感或不适感，或有右上腹疼痛，并向背部放射，可伴有恶心、呕吐甚至呕血，壶腹区憩室炎亦可引起黄疸。查体时在右上腹有压痛，其压痛点可低于胆囊压痛点。症状常在饱食后出现或加剧，呕吐后能缓解。

严重的憩室炎可引起坏疽、穿孔或腹膜炎，也可因黏膜溃疡侵蚀小动脉而引起大出血。

2. 梗阻

十二指肠肠腔外或肠腔内憩室膨胀时均可压迫十二指肠，引起部分梗阻。位于十二指肠乳头附近的憩室也可压迫胆总管或胰管，引起继发性的胆管或胰腺的病变。有报告指出，憩室可压迫胰腺导管引起阻塞，导致胰腺坏死；还有报道显示，在81例因胆总管梗阻而施行胆总管十二指肠吻合术的病例中，有29例由十二指肠憩室所致，其中壶腹乳头开口于憩室中的有10例，憩室口在壶腹乳头开口周围1 cm以内者的有17例。

3. 结石

在憩室内形成胆石和粪石的情况较为多见，由于十二指肠憩室反复引起逆行性胆总管感染，造成胆总管下段结石形成。

4. 肿瘤并存

少数憩室壁内可生长腺癌、肌瘤、肉瘤或憩室壁癌变，应引起重视。

（二）临床表现与诊断

85%~90%的十二指肠憩室通常无任何症状，所以常在X线钡餐检查或手术探查中偶尔发现。十二指肠憩室没有典型的临床表现，所发生的症状多是由并发症而引起的，其诊断只有依靠胃肠钡餐检查。一些较小而隐蔽的憩室，尚需在低张十二指肠造影时才能发现。

上腹部饱胀是较常见的症状，系憩室炎所致；伴有嗳气和隐痛；疼痛无规律性，制酸药物也不能使之缓解；恶心和呕吐也常见。当憩室内充满食物而呈膨胀时，可压迫十二指肠而出现部分梗阻症状。呕吐物初为胃内容物，其后为胆汁，甚至可混有血液，呕吐后症状可缓解。憩室内潴留的食物腐败或感染后可引起腹泻。

当憩室并发溃疡或出血时，会分别出现类似溃疡病的症状或便血。憩室压迫胆总管或胰腺管开口时，更可引起胆管炎、胰腺炎或梗阻性黄疸。憩室穿孔后，呈现腹膜炎症状或腹膜后严重感染。

（三）鉴别诊断

由于本病常无临床表现，即使出现症状，也缺乏特异性。确诊有赖于胃肠钡餐和内镜检查中发现憩室。常规上消化道钡餐X线检查的发现率仅为2.4%~

3.8%，而低张造影可将发现率提高13倍，十二指肠内镜加胰胆管造影的憩室发现率达11.6%（60/516），乳头旁憩室大部分是在内镜逆行胰胆管造影（ERCP）时被发现。发现十二指肠憩室，但是否是患者症状的原因，仍需全面分析，警惕把检查中无意发现的十二指肠憩室作为“替罪羊”而遗漏引起症状的真正病因，并需与溃疡病、慢性胃炎、慢性胆囊炎和慢性胰腺炎等疾病进行鉴别。

三、治疗

1. 治疗原则　没有症状的十二指肠憩室无需治疗，更禁忌外科手术。有一定的临床症状而无其他的病变存在时，应先采用内科治疗，包括饮食调节、制酸剂、解痉药、应用抗生素等，并可采取侧卧位或更换各种不同的姿势，以帮助憩室内积食的排空。由于憩室多位于十二指肠第二部内侧壁，甚或埋藏在胰腺组织内，手术切除比较困难，故仅在内科治疗无效且屡发憩室炎、出血或压迫邻近脏器时，才考虑手术治疗。

2. 手术治疗

（1）手术指征：①十二指肠憩室有潴留症状，钡餐进入憩室6小时后仍不能排空，且伴有疼痛或出现十二指肠压迫梗阻症状者。②憩室发生坏疽或穿孔，出现腹膜炎或腹腔后蜂窝织炎及脓肿形成者。③憩室出现危及生命的大出血者。④经内科系统治疗无效或效果不稳定，仍有疼痛或反复出血或影响工作和生活者。⑤憩室直径>2 cm，有压迫附近器官（如胆管、胰管等）的症状者。⑥憩室伴有肿瘤，性质不能确定者。

（2）手术方法：原则上，以单纯憩室切除术最为理想，并治疗憩室的并发症，同时要求十分注意保护和避免误伤胆总管和胰管，以及预防发生术后十二指肠瘘和胰腺炎。

手术时寻找憩室十分重要，憩室多位于胰腺后方或包围在胰腺组织内，术中可能不易发现。手术前服少量钡剂，手术时注射空气至十二指肠内或切开肠壁用手指探查寻找憩室开口，可帮助确定憩室的部位。

十二指肠降部外侧和横部、升部的憩室，手术较为简单。憩室较小者，可单作内翻术，颈部缝合结扎，这亲既可避免肠瘘的并发症，也不会造成肠腔梗阻。有炎症、溃疡、结石的憩室以及较大的憩室，以切除为宜，憩室切除后，应在与肠曲长轴相垂直的方向内翻缝合肠壁切口，以免发生肠腔狭窄。手术的主要并发症为十二指肠瘘。因此，术中可将鼻胃管放置于十二指肠内，术后持续减压数日；必要时，憩室切除部位可放置引流物。另一种憩室切除方法是在切开十二指肠后，用纱布填塞憩室腔，然后将憩室内黏膜层完全剔除，再将肠壁黏膜缝合，此法如能成功，可以避免缝合部位肠瘘的形成。

1）在十二指肠降部外侧切开腹膜，将游离出来的十二指肠向内侧牵开，暴露憩室。

2）憩室切除后，横形（即与肠曲长轴相垂直的方向）内翻缝合肠壁切口十二指肠乳头旁憩室的切除难度较大，有损伤胆总管和胰管的可能，损伤后并发胆瘘、胰瘘，较为严重。但如有胆管、胰腺疾病并发存在，又必须切除憩室，比较安全的方法是经十二指肠做胆总管括约肌切开成形术，在胆总管和胰管内放置支架，再切除憩室，术后保持胆管和胰管的引流通畅。有时胆管、胰管开口于憩室腔内，切除憩室需要切断和移植胆管和胰管，技术上操作很困难，术后发生胆瘘、胰瘘的可能性较大。若同时存在多个憩室并遇有显露、切除憩室困难时，可采用改道手术，即行 BillrothⅡ式胃部分切除术。

憩室穿孔必须及早进行手术，术中如发现十二指肠旁腹膜后有炎性水肿、胆汁黄染或积气，应考虑憩室穿孔的可能。此时，须切开十二指肠侧腹膜，将肠管向左侧翻转，可发现穿孔的憩室和脓性渗液，如全身或局部条件许可，可做憩室切除，腹膜后放置引流物，否则可将导管插入十二指肠内做减压性的造口，并做空肠造口以供给营养，或者缝合幽门做胃空肠吻合术。憩室溃疡出血，可按单纯性憩室予以切除。

第三节 先天性肥厚性幽门狭窄

一、概述

先天性肥厚性幽门狭窄是新生儿期常见疾病。

（一）病理

主要病理改变是幽门肌层肥厚，尤以环肌为著，但亦同样表现在纵肌和弹力纤维。幽门部呈橄榄形，质硬有弹性。当肌肉痉挛时则更为坚硬。一般长 2～2.5 cm，直径为 0.5～1 cm，肌层厚 0.4～0.6 cm，年长儿的肿块还要大些，但其大小与症状严重程度和病程长短无关。肿块表面覆有腹膜且甚为光滑，但由于血供受压力影响而部分受阻，因此色泽苍白。环肌纤维增多且肥厚，肌肉似砂砾般坚硬，肥厚的肌层挤压黏膜呈纵向皱襞，使管腔狭小，加以黏膜水肿和随后出现的炎症使管腔更显细小，在尸解标本上幽门仅能通过 1 mm 的探针。狭细的幽门管向胃窦部移行时腔隙呈锥形，逐渐变宽，肥厚的肌层则逐渐变薄，两者之间无精确的分界。但在十二指肠侧界限明显，因胃壁肌层与十二指肠肌层并不连续，肥厚的幽门肿块突然终止且凸向十二指肠腔内，形似子宫颈样结构。组织学检查见肌层增生、肥厚，肌纤维排列紊乱，黏膜水肿、充血。

由于幽门梗阻，近侧胃部扩张，壁增厚，黏膜皱襞增多且水肿，并因胃内容物滞留，常导致黏膜炎症，甚至糜烂和溃疡。

肥厚性幽门狭窄的病例中，并发先天畸形的情况相当少见，发生率在 6%～12%之间，据此，有人认为这应被视为“婴儿性”而非“先天性”的理由之一。食管裂孔疝和胃食管反流是最常见的并发畸形，但目前尚未见到大量相关病例的报道。

（二）病因

为了阐明幽门狭窄的病因和发病机制，多年来开展了大量研究工作，包括病理检查、动物模型的建立、胃肠激素的检测、病毒分离、遗传学研究等，但其病因至今尚无定论。

1. 遗传因素

遗传因素在病因学上起着很重要的作用。该病表现出明显的家族性，甚至出现过一家中母亲和 7 个儿子共同患病的情况。在单卵双胎中，幽门狭窄的发病率比双卵双胎多见。双亲中如有幽门狭窄史，其子女发病率可高达 6.9%。若母亲有此病史，则其子发病的概率为 19%，其女为 7%；若父亲有此病史，则儿子和女儿的发病率分别为 5.5%和 2.4%。研究表明，幽门狭窄的遗传机制是多基因性的，既非隐性遗传亦非伴性遗传，而是由一个显性基因和一个性修饰多因子构成的定向遗传基因所决定的。这种遗传倾向受到环境因素的影响，如社会经济地位、饮食习惯、季节变化等，春秋季发病率较高，但具有相关因素不明。该病常见于体重较重的男婴，但与胎龄的长短无关。

2. 神经功能

主要从事幽门肠肌层神经丛的研究者发现，神经节细胞直至出生后 2~4 周才发育成熟。因此，许多学者认为神经细胞发育不良是引起幽门肌肉肥厚的机制，而否定了过去认为幽门神经节细胞变性导致病变的学说。通过组织化学分析法测定幽门神经节细胞内酶的活性，但也有持不同意见者，他们观察到幽门狭窄的神经节细胞与胎儿的并无相同之处，如神经节细胞发育不良是原因，则早产儿的发病率应高于足月儿，然而两者并无差异。近年来的研究认为肽能神经的结构改变和功能不全可能是主要病因之一，通过免疫荧光技术观察到环肌中含脑啡肽和血管活性肠肽神经纤维数量明显减少，由此推测这些肽类神经的变化与发病有关。

3. 胃肠激素

幽门狭窄病儿术前血清胃泌素浓度升高曾被认为是发病原因之一，经反复实验，目前并不能推断其是幽门狭窄的原因还是后果。近年研究发现，血清和胃液中前列腺素浓度增高，由此提示发病机制为幽门肌层局部激素浓度增高使肌肉处于持续紧张状态，而致发病。亦有人对血清胆囊收缩素进行研究，结果未发现异常变化。近年来的研究认为，一氧化氮合成酶的减少也与该病相关。

4. 肌肉功能性肥厚

研究发现，有些出生 7~10 天的婴儿表现出将凝乳块强行通过狭窄的幽门管的征象。由此认为，这种机械性刺激可造成黏膜水肿增厚，以及导致大脑皮层对内脏功能的失调，引起幽门痉挛。这两种因素促使幽门狭窄形成严重梗阻并出现症状。但亦有观点持否定意见，认为幽门痉挛首先引起幽门肌肉的功能性肥厚是不恰当的，因为肥厚的肌肉主要是环肌，而且痉挛应该会引起一些先期症状，然而在某些呕吐发作后很早就进行手术的病例中，通常发现肿块已经形成，且肿块大小与年龄和病程长短无关。当肌肉肥厚到一定的临界值时，才表现出幽门梗阻征。

5. 环境因素

幽门狭窄的发病率有明显的季节性高峰，以春秋季为主，在活检的组织切片中，发现神经节细胞周围有白细胞浸润。推测可能与病毒感染有关，但检测患儿及其母亲的血液、粪便和咽部样本中均未能分离出柯萨奇病毒，检测血清中和抗体亦无变化，用柯萨奇病毒感染动物亦未见病理改变，相关研究仍在继续中。

二、诊断

（一）临床表现

症状出现于生后 3~6 周时，亦有更早的，极少数发生在 4 个月之后。呕吐是主要症状，最初仅是回奶，接着为喷射性呕吐。开始时偶有呕吐，随着梗阻加重，几乎每次喂奶后都要呕吐，呕吐物为黏液或乳汁，若在胃内滞留时间较长则吐出凝乳，不含胆汁。少数病例由于刺激性胃炎，呕吐物含有新鲜或变性的血液，有文献报道，幽门狭窄病例在新生儿高胃酸期中，发生胃溃疡的大量呕血者，亦有报告发生十二指肠溃疡的情况。在呕吐之后婴儿仍有很强的求食欲，如再喂奶仍能用力吸吮。未成熟儿的症状常不典型，喷射性呕吐并不显著。

随着呕吐症状加剧，由于奶和水摄入不足，婴儿的体重起初不增，继之迅速下降，尿量明显减少，数日排便 1 次，量少且质硬，偶有排出棕绿色便，被称为饥饿性粪便。由于营养不良和脱水，婴儿明显消瘦，皮肤松弛有皱纹，皮下脂肪减少，精神抑郁呈苦恼面容。婴儿在发病初期，呕吐丧失大量胃酸，可引起碱中毒，呼吸变浅而慢，并可有喉痉挛及手足搐搦等症状，随后脱水严重，肾功能低下，酸性代谢产物滞留体内，部分碱性物质被中和，故很少有明显碱中毒者。现严重营养不良的晚期病例已难以见到。

幽门狭窄伴有黄疸，最初被认为是幽门肿块压迫肝外胆管而引起阻塞性黄疸，其发病率约为 2%。有一组报道，29 例中有 5 例伴有黄疸，比例高达 17%。多数以间接胆红素升高为主，经观察常是母乳喂养者伴发，多数报告指出，出生体重正常的足月儿，仅有一组报告中有 2 例为未成熟儿。一旦通过外科手术解除幽门梗阻，黄疸就会很快消退。现代研究认为是肝酶不足的关系，高位胃肠梗阻伴黄疸婴儿的肝葡糖醛酸转移酶的活性降低，但其不足的确切原因尚不明确。有人认为酶的抑制与碱中毒有关，但失水和碱中毒在幽门梗阻伴黄疸的病例中并不很严重。热能供给不足，可能亦是一个原因，与 Gilbert 综合征的黄疸病例相似，在供给足够热量后胆红素能很快降至正常水平。

腹部检查时要使婴儿处于舒适的体位，可躺在母亲膝上，腹部充分暴露，在明亮的光线下，喂其糖水时进行观察，可见到胃型及蠕动波，其波形出现于左肋缘下，缓慢地越过上腹部，呈 1~2 个波浪前进，最后消失于脐上右侧。检查者位于婴儿左侧，手法必须温柔，左手置于右肋缘下腹直肌外缘处，以食指和无名指按压腹直肌，用中指指端轻轻向深部按摩，可触到橄榄形、光滑质硬的幽门肿块，直径为 1~2 cm。在呕吐之后胃空虚且腹肌暂时松弛时易于扪及。在腹肌不松弛或胃扩张时可能扪不到，则可置胃管排空内容物后，使婴儿边吸吮糖水边检查，要耐心反复检查，根据经验多数病例均可扪到肿块。偶尔肝脏的尾叶或右肾被误为幽门肿块。

实验室检查可发现临床上有失水的婴儿，均有不同程度的低氯性碱中毒，血液中 CO_2 含量升高、pH 升高和血清低氯。代谢性碱中毒时常伴有低钾的现象，但其机制尚不清楚。除少量的钾随胃液丢失外，在碱中毒时钾离子向细胞内移动，引起细胞内高钾，而细胞外低钾，肾远曲小管上皮细胞排钾增多，从而使血钾降低。

（二）诊断

依据典型的临床表现，见到胃蠕动波、扪及幽门肿块和喷射性呕吐等三项主要征象，诊断即可确定。其中，最可靠的诊断依据是触及幽门肿块。如未能触及肿块，则可进行实时超声检查或钡餐检查以帮助明确诊断。

1. 超声检查

反映幽门肿块的三项指标的诊断标准为：幽门肌层厚度≥4 mm，幽门管长度≥18 mm，幽门管直径≥15 mm。有人提出的狭窄指数（幽门厚度×2÷幽门管直径×100%）大于 50%作为诊断标准，可注意观察幽门管的开闭和食物通过情况，幽门管开放正常的情况被称为非梗阻性幽门肥厚，随访观察，可见肿块逐渐消失。

2. 钡餐检查

诊断的主要依据是幽门管腔增长（>1 cm）和狭细（<0.2 cm），另可见胃扩张、胃蠕动增强、幽门口关闭呈“鸟喙状”，胃排空延迟等征象。有人随访复查幽门肌切开术后的病例，尚见这种征象持续数天以后幽门管逐渐变短而宽，不能恢复至正常状态。在检查后须经胃管吸出钡剂，并用温盐水洗胃，以免因呕吐而发生吸入性肺炎。

3. 鉴别诊断

婴儿呕吐有各种原因，应与下列各种情况仔细区分，如喂养不当、全身性或局部性感染、肺炎和先天性心脏病、增加颅内压的中枢神经系统疾病、进展性肾脏疾病、感染性胃肠炎、各种肠梗阻、内分泌疾病以及胃食管反流和食管裂孔疝等。

三、治疗

幽门肌切开术是先天性肥厚性幽门狭窄最好的治疗方法，疗程短，效果好。术前必须经过24~48小时的准备，纠正脱水和电解质紊乱，补充钾盐。营养不良者给静脉营养，改善全身情况。在幽门前上方无血管区切开浆膜及部分肌层，切口远端不超过十二指肠端，以免切破黏膜，近端则应超过胃端以确保疗效，然后以钝器向深层划开肌层，暴露黏膜，撑开切口至5 mm以上宽度，使黏膜自由膨出，压迫止血即可，目前利用脐内弧形切开法和腹腔镜完成此项手术已被广泛接受和采纳。术后进食应在翌晨开始为妥，先进糖水，由少到多，24小时后逐渐进奶，2~3天后加至足量。术后呕吐大多是饮食增加太快的结果，应减量后再逐渐增加。

许多长期随访的报道显示，术后胃肠功能正常，溃疡病的发病率并未增加。然而，X线复查研究发现成功的幽门肌切开术后狭窄幽门有时也会存在7~10年之久。

第六章

肝脏疾病

第一节　肝脓肿

肝脏遭受继发感染后、未及时处理而形成的脓肿，称为肝脓肿。临床上，常见的有细菌性肝脓肿和阿米巴性肝脓肿，少见的肝脓肿类型包括棘球蚴病、分枝杆菌感染、真菌性肝脓肿等。肝脓肿的发生与多种因素相关，包括：疫区旅游或长期居住史、腹部感染史、糖尿病、恶性肿瘤、获得性免疫缺陷综合征（AIDS）、移植免疫抑制药物使用史、慢性肉芽肿病、炎性肠病史等。本节主要以临床上常见的肝脓肿类型为例，阐述其发病机制、诊断方法、治疗策略及预防措施。

一、细菌性肝脓肿

（一）概述

细菌性肝脓肿也称为化脓性肝脓肿，是由化脓性细菌引起的肝内化脓性感染。肝脏由于接受来自肝动脉和门静脉的双重血液供应，并与肠道通过胆管相通，因此在人体免疫力下降时，侵入的化脓性细菌会引起肝脏感染并形成脓肿。最常见的致病菌是大肠杆菌和金黄色葡萄球菌，其次为链球菌、类杆菌属，偶有放射菌和土壤丝菌感染。胆管源性及经门静脉播散的细菌性肝脓肿以大肠杆菌最为常见，其次为厌氧性链球菌。经肝动脉播散或“隐源性”的细菌性肝脓肿则以葡萄球菌，尤其是金黄色葡萄球菌最为常见。

病原菌侵入肝脏的主要途径包括：

1. 胆管系统

胆管系统是细菌性脓肿最主要的入侵途径，也是最常见的成因。胆囊炎、胆管炎、胆管结石（特别是泥沙样结石）、胆管狭窄、肿瘤、蛔虫或华支睾吸虫等引起的胆管梗阻并发急性化脓性胆管炎时，细菌可沿胆管上行至肝脏，导致感染并形成脓肿。对于由恶性肿瘤引起的梗阻性黄疸患者，内镜逆行胆管内放置支撑管引流操作也易引发急性化脓性胆管炎。在细菌性肝脓肿中，肝胆管结石并发肝脓肿的情况最为常见，且多发于左外叶。

2. 门静脉系统

腹腔感染（如坏疽性阑尾炎、憩室炎、化脓性盆腔炎等）、肠道感染（如溃疡性结肠炎、细菌性痢疾）、痔核感染及脐部感染等可引起门静脉属支的化脓性门静脉炎。病原菌随血液回流进入肝脏，引发肝脓肿。自抗生素在临床广泛应用以来，此类感染途径已较为少见。

3. 肝动脉

体内任何部位的化脓性感染，如急性上呼吸道感染、亚急性细菌性心内膜炎、化脓性骨髓炎和痈等并发菌血症时，病原菌可经肝动脉进入肝脏。若患者全身抵抗力低下，细菌在肝内繁殖，可形成多发性肝脓肿。

4. 淋巴系统

与肝脏相邻部位的感染，如化脓性胆囊炎、急性胃、十二指肠穿孔、膈下脓肿、肾周围脓肿等，病原菌可经淋巴系统侵入肝脏。

5. 肝外伤后继发感染

开放性肝损伤时，细菌可从创口直接侵入肝脏，导致肝脓肿。有时闭合性肝损伤形成肝内血肿，易导致内源性细菌感染，特别是并发肝内小胆管断裂时，更易发生细菌感染而形成肝脓肿。

6. 其他

一些原因不明的肝脓肿，如隐源性肝脓肿，可能与肝内已存在隐匿病变有关。在机体抵抗力减弱时，病原菌在肝内繁殖，引发肝脓肿。

化脓性细菌侵入肝脏后，引发炎症改变或形成许多小脓肿。在适当的治疗下，散在的小脓肿能吸收机化，但在病灶较密集部位，小脓肿可融合成一个或数个较大的脓肿。细菌性肝脓肿可多发，也可单发。血源性感染者常多发，病灶多见于右肝或全肝；若为医源性感染，由于炎症反复发作后纤维增生，很少成为巨大脓肿或脓肿穿破。肝胆管蛔虫在化脓早期易发生穿破形成多个脓肿；肝外伤血肿感染和隐源性脓肿，多单发。肝脓肿形成过程中，大量毒素被吸收后呈现较严重的毒血症，患者可出现寒战、高热、精神萎靡等症状，病情严重。当转为慢性期后，脓腔四周肉芽组织增生、纤维化，此时毒血症状也可减轻或消失。肝脓肿可向膈下、腹腔或胸腔穿破，甚至引起胆管出血等严重并发症。

（二）诊断

1. 病史要点

肝脓肿一般起病较急，全身毒性反应明显。临床上，该病常继发于某些先天性疾病（如胆管蛔虫病）之后，表现为突发寒战、高热和肝区疼痛等症状，患者在短期内即呈现严重病容。

（1）寒战和高热：最常见，多为最早出现的症状。寒热症状反复发作，多呈一日数次的弛张热，体温为 38~40 ℃之间，最高可达 41 ℃。

（2）肝区疼痛：由于肝脏肿大，肝被膜急性膨胀，肝区常出现持续性钝痛。炎症刺激横膈或感染向胸膜、肺部扩散，可引起胸痛或右肩牵拉痛，以及刺激性咳嗽和呼吸困难等症状。

（3）乏力、食欲不振、恶心和呕吐：由于脓毒性反应及全身消耗，患者短期内即出现严重病容，少数患者还可能出现腹泻、腹胀以及难以忍受的呃逆等症状。

2. 查体要点

肝区压痛和肝大是最常见的体征，肝区有叩击痛，有时出现右侧反应性胸膜炎或胸腔积液；如脓肿移行于肝表面，相应部位可有皮肤红肿、凹陷性水肿；若脓肿位于右肝下部，常见右季肋部或上腹部饱满，甚至可见局限性隆起，且能触及肿大的肝脏或波动性肿块，伴有明显触痛及腹肌紧张等。左肝脓肿时，上述体征则局限在剑突下。并发胆管梗阻的患者，常见黄疸，其他原因引起的化脓性肝脓肿一旦出现黄疸，提示病情严重，预后不良。

若细菌性肝脓肿未能得到及时、有效的治疗，脓肿向各个脏器穿破可引起严重的并发症，表现出相应的症状和体征。右肝脓肿可向膈下间隙穿破形成膈下脓肿；亦可再穿破膈肌形成脓胸；甚至能穿破肺组织至支气管，脓液从气管排出，形成支气管胸膜瘘；如脓肿同时穿破胆管，则形成支气管胆瘘。左肝脓肿可穿入心包，发生心包积脓，严重者可引起心脏压塞。脓肿可向下穿破入腹腔而引起腹膜炎。少数病例脓肿可穿破胃、大肠甚至门静脉、下腔静脉等；若同时穿破门静脉或胆管，可表现为上消化道大出血。细菌性肝脓肿一旦发生并发症，死亡率显著增加。

3. 辅助检查

（1）常规检查

1）血常规及肝功能检查：多数细菌性肝脓肿患者白细胞计数明显升高，总数为（10~20）$\times10^{12}$/L，中性粒细胞比例在90%以上，并伴有核左移或中毒颗粒现象；血清丙氨酸氨基转移酶，碱性磷酸酶水平、胆红素水平升高等。

2）血培养：在急性期，约有1/3的患者血培养结果呈阳性。

3）X线检查：可见肝脏阴影增大，右膈肌抬高和活动受限；位于肝脏表面的大脓肿，可见膈肌局限性隆起，并伴有右下肺受压、肺段不张、胸膜反应或胸腔积液甚至脓胸等现象。少数情况下，产气性细菌感染或与支气管穿通的脓肿内可见到气液面。

4）B超检查：可测定脓肿部位、大小、距体表深度及液化程度等，阳性率可达96%以上，且操作简单、安全、方便，为目前首选的检查方法。

（2）其他检查：CT、磁共振成像（MRI）和肝动脉造影对多发性肝脓肿的定位诊断有帮助。放射性核素肝扫描对较大脓肿的存在与定位有诊断价值。

4. 诊断标准　在急性肠道与胆管感染病例中，突发寒战、高热、肝区疼痛、肝大且有触痛和叩击痛等症状，应考虑肝脓肿的可能，应做进一步的详细检查。本病的诊断并不困难，根据病史、临床表现和辅助检查结果，即可作出诊断。

5. 鉴别诊断

（1）阿米巴肝脓肿：阿米巴性肝脓肿患者常有阿米巴性肠炎和脓血便病史；脓肿形成后，病程较长，全身状况较轻，但贫血、肝肿大明显，肋间水肿，局部隆起及压痛较明显。若粪便中检出阿米巴包囊或滋养体，则可确诊。

(2) 胆囊炎、胆石症：常有反复发作的病史，全身反应较轻，可伴有右上腹绞痛并放射至右背或肩胛部，同时伴有恶心、呕吐；右上腹肌紧张，胆囊区压痛明显，或可触及肿大的胆囊；X 线检查显示膈肌不升高，运动正常；B 超检查无液性暗区。

(3) 右膈下脓肿：通常膈下脓肿有先驱病变，如胃、十二指肠溃疡穿孔后弥漫性或局限性腹膜炎史，或有阑尾炎急性穿孔史以及上腹部手术后感染史等。膈下脓肿的全身反应和肝区压痛、叩痛等局部体征都没有肝脓肿显著，主要表现为胸痛和深呼吸时疼痛加剧，肝脏多不肿大，亦无压痛；X 线检查膈肌普遍抬高、僵硬，运动受限明显，或膈下出现气液平。当肝脓肿穿破并发膈下脓肿时，鉴别有时颇难，可结合病史、B 超、CT 等加以鉴别。

(4) 原发性肝癌：巨块型肝癌中心区域的液化坏死、继发感染，易与孤立性肝脓肿混淆。炎症型肝癌患者可能出现畏寒、发热等症状，有时与多发性化脓性肝脓肿相似，但肝癌患者的病史、体征均与肝脓肿不同。通过详细询问病史，仔细查体，再结合甲胎蛋白（AFP）检测和 B 超、CT 等影像学检查可明确。

(5) 肝囊肿并发感染：肝棘球蚴病和先天性肝囊肿并发感染时，其临床表现与肝脓肿相似，不易鉴别，需详细询问病史和做特异性检查。

(6) 右下肺炎：有时也可与肝脓肿混淆。但右下肺炎患者的寒战、发热、右侧胸痛、呼吸急促、咳嗽，肺部啰音和白细胞计数增高等，均与细菌性肝脓肿不同，胸部 X 线检查有助于鉴别诊断。

（三）治疗

1. 非手术治疗

(1) 对于急性期但尚未局限的肝脓肿和多发性小脓肿，宜采用非手术治疗。在治疗原发病灶的同时，应使用大剂量有效抗生素和全身支持疗法，以控制炎症，促使脓肿吸收自愈。在应用大剂量抗生素控制感染的同时，应积极补液，纠正水与电解质紊乱，给予 B 族维生素、维生素 C、维生素 K，必要时可反复多次输入小剂量新鲜血液和血浆，以改善肝功能和增强机体抵抗力。由于病原菌以大肠杆菌、金黄色葡萄球菌、厌氧性细菌为主，未确定致病菌前，可首先选用广谱抗生素，如氨苄西林或头孢类加氨基糖苷类抗生素（如链霉素、卡那霉素、庆大霉素、妥布霉素等），再根据细菌培养及抗生素敏感试验结果，选用针对性药物。同时，可结合中医中药辅助治疗。

（2）对于单个较大的脓肿，可以在B超引导下行长针穿刺吸脓，尽可能吸尽脓液，并注入抗生素，将脓液送细菌培养和抗生素敏感试验，此法可反复使用；也可穿刺置管引流，冲洗脓腔和注入抗菌药物，而无需手术切开引流。

（3）对于全身抗生素治疗无法控制的多发小脓肿，可以考虑肝动脉或门静脉内置导管滴注抗生素治疗，但此方法极少使用。

2. 手术治疗

（1）脓肿切开引流术：对于较大的脓肿，若估计有穿破可能，或已穿破并发腹膜炎、脓胸以及胆源性肝脓肿或慢性肝脓肿，在应用抗生素治疗的同时，应积极进行脓肿切开引流术。常用的手术途径包括以下几种。

1）经腹腔切开引流术：这种方法引流充分有效，不仅有助于明确诊断，还可探查确定原发灶，予以及时处理。对于伴有急性化脓性胆管炎的患者，可同时进行胆总管切开引流术。

2）经前侧腹膜外脓肿切开引流术：该方法适用于位于肝右叶前侧和左外叶的脓肿，并与前腹膜发生紧密粘连的情况。具体操作为：在右肋缘下或右腹直肌处进行切口，不切开前腹膜，利用手指在腹膜外推开肌层，直达脓肿部位。穿刺吸到脓液后，切开脓腔，处理方法与经腹切开引流相同。

3）经后侧腹膜外脓肿切开引流术：该方法适用于肝右叶后侧脓肿。

（2）肝叶切除术：适用于慢性厚壁脓肿、脓肿切开引流后脓壁不塌陷、留有无效腔或窦道长期流脓不愈者，以及肝内胆管结石并发左外叶多发性脓肿，且该肝叶已严重破坏、失去正常功能者。由于急诊肝叶切除术存在炎症扩散的风险，一般不宜施行。但对于部分肝胆管结石并发左叶脓肿、全身情况较好、中毒症状不严重的患者，在使用大剂量抗生素的同时，可考虑急诊行左外叶肝切除。

（四）预后

细菌性肝脓肿为继发病变，多数病例可找到原发病灶，如能早期确诊并及时治疗，可防止其发生；即使在肝脏感染早期，如能及时合理应用抗生素，加强全身支持，并结合中西医结合治疗，也可防止脓肿形成或促进脓肿的吸收消散。一旦形成大的脓腔，应及时引流。通过合理充分的引流加合理的抗生素治疗，肝脓肿的预后通常较好，多数情况下能够治愈。

二、阿米巴性肝脓肿

（一）概述

阿米巴性肝脓肿是肠阿米巴病最常见的并发症，多见于温、热带地区。多数在阿米巴痢疾期间形成，部分病例发生在痢疾愈后数周或数月，甚至有个别长达二三十年之久才显现，且在农村地区的发病率高于城市。

溶组织阿米巴是人体唯一致病型阿米巴。当阿米巴包囊随被污染的食物或饮水进入人体后，在小肠中被碱性肠液消化，虫体脱囊而出，经二次分裂形成8个小滋养体。若机体或肠道局部抵抗力低，则滋养体将侵入肠壁，寄生在黏膜或黏膜下层，并分泌溶组织酶，使肠黏膜形成溃疡。溃疡常见部位为盲肠、升结肠，其次为乙状结肠和直肠。阿米巴滋养体可经由破损的肠壁小静脉或淋巴管进入肝脏；大多数滋养体在到达肝脏后即被消灭。少数存活者在门静脉内迅速繁殖而阻塞门静脉小分支，造成肝组织局部缺血性坏死。阿米巴滋养体不断分泌溶组织酶，破坏静脉壁，溶解肝组织，致使肝组织呈点状或斑片状坏死，周围充血。随后，坏死斑点逐渐融合成团块状病变，此即阿米巴性肝炎或脓肿前期。此时如能及时有效地治疗，坏死灶可被吸收；如得不到及时治疗，病变继续发展，使变性坏死的肝组织进一步溶解液化形成肝脓肿。

阿米巴性肝脓肿多单发，脓腔较大，多位于肝右叶，约占94%，右肝顶部常见。脓肿分为三层：外层早期为炎性肝细胞，随后有纤维组织增生形成纤维膜；中间层为间质；内层为脓液。脓液内充满溶解和坏死的肝细胞碎片和血细胞。典型的阿米巴肝脓肿呈果酱色（即巧克力色），质地较黏稠，无臭味。滋养体在脓液中很难找到，但在脓肿壁上常能找到。

慢性阿米巴性脓肿易引发继发性感染，常见的病源体包括葡萄球菌、链球菌、肺炎链球菌、大肠杆菌等。一旦脓肿破裂感染率则更高。感染后的脓液呈黄色或绿色，有臭味。临床上，患者可能出现高热症状，可呈脓毒血症表现。

（二）诊断

1. 病史及查体要点

本病的发展过程较为缓慢。主要症状包括发热、肝区疼痛及肝肿大。体温多持续在38～39 ℃，常为弛张热或间歇热。在肝脓肿后期，体温可正常或仅有低热。如继发细菌感染，体温可达 40 ℃以上，伴有畏寒、多汗等症状。患者还可能出现食欲不振、腹胀、恶心、呕吐，甚至腹泻、痢疾等。体重减轻、衰弱乏力、消瘦、贫血等亦为常见症状，约 10%～15%的患者出现轻度黄疸。肝区常伴有持续性钝痛与明显叩击痛。如脓肿位于右肝顶部，可有右肩胛部或右腰背放射痛。较大的右肝脓肿可能导致右下胸部膨隆、肋间隙饱满、局部皮肤水肿、压痛、肋间隙增宽。脓肿在右半肝下部时，可见右上腹膨隆，有压痛、肌肉紧张，或扪及肿块。肝脏常呈弥漫性肿大，触之边缘钝圆，有充实感，触痛明显，少数患者可出现胸腔积液。

2. 辅助检查

（1）常规检查

1）反复检查新鲜大便，寻找阿米巴包囊或滋养体。

2）乙状结肠镜检查发现结肠黏膜有特征性凹凸不平的坏死性溃疡或愈合后的瘢痕，自溃疡面刮取材料做镜检，有时能找到阿米巴滋养体。

3）B 超检查：可显示不均质液性暗区，与周围肝组织分界清楚。

4）在 B 超定位下进行肝穿刺，如抽得典型的果酱色无臭脓液，则诊断确立。脓液中阿米巴滋养体的阳性率很低（约 3%～4%），但若在脓液中加入链激酶并孵育后再次检查，阳性率可得到提高。

5）血清学试验：血清阿米巴抗体检测采用间接血凝法较为灵敏，阳性率可达 90%以上，并且在感染后多年仍为阳性，故对阿米巴性肝脓肿的诊断有一定价值。

6）血常规及血沉检查：急性期白细胞计数可达 15×10^9/L 左右，中性粒细胞比例在 80%以上，病程较长者可能出现贫血、血沉增快。

（2）其他检查

1）肝功能检查：多正常，偶见丙氨酸氨基转移酶、碱性磷酸酶轻度升高，少数患者胆红素水平可增高。

2）X 线检查：可见肝脏阴影增大、右膈肌抬高、运动受限或横膈呈半球状隆起等征象，有时还可观察到胸膜反应或积液。

3）CT、MRI 等有助于诊断肝脓肿，并定位。

3. 诊断标准

对于呈现长期不规则发热、出汗、乏力、食欲缺乏、贫血、肝区疼痛、肝肿大伴随压痛及叩击痛者，特别是有痢疾病史者，应疑为阿米巴性肝脓肿。但缺乏痢疾病史，也不能排除本病可能，应结合各种检查全面分析。经上述检查，若高度怀疑为本病，可试用抗阿米巴药物治疗，如治疗后临床症状、体征迅速得到改善，则可确诊为阿粑性肝脓肿，此为治疗性诊断。典型的阿米巴性肝脓肿较易诊断，但对于不典型病例，诊断则较为困难。

肝脓肿的诊断治与疗流程见图 6-1。

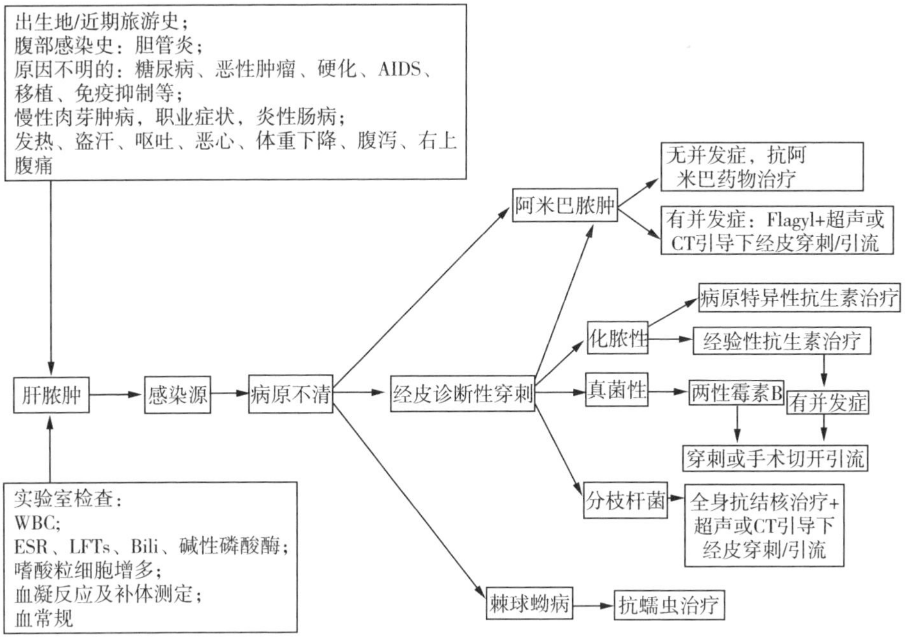

图 6-1　肝脓肿诊断治疗流程

4. 鉴别诊断

（1）细菌性肝脓肿：细菌性肝脓肿病程急骤，脓肿以多发为主，全身毒血症状较明显，一般不难鉴别，其鉴别要点见表 6-1。

表 6-1　阿米巴性肝脓肿和细菌性肝脓肿的鉴别

	阿米巴性肝脓肿	细菌性肝脓肿
病史	有阿米巴痢疾史	常继发于胆管感染（如化脓性胆管炎、胆管蛔虫等）或其他化脓性疾病
症状	起病较缓慢、病程较长	起病急骤，全身脓毒血症症状明显，有寒战、高热等
体征	肝肿大显著，可有局限性隆起	肝肿大不显著，一般多无局限性隆起
脓肿	脓肿较大，多为单发性，位于肝右叶	脓肿较小，常为多发性
脓液	呈巧克力色，无臭味，可找到阿米巴滋养体，若无混合感染，脓液细菌培养阴性	多为黄白色脓液，涂片和培养大都有细菌，肝组织为化脓性病变
血常规	白细胞计数可增加	白细胞计数及中性粒细胞均明显增加
血培养	若无混合感染，细菌培养阴性	细菌培养可阳性
粪便检查	部分患者可找到阿米巴滋养体或包囊	无特殊发现
诊断性治疗	抗阿米巴药物治疗后症状好转	抗阿米巴药物治疗无效

（2）原发性肝癌：原发性肝癌患者可有发热、右上腹痛和肝肿大等症状，但原发性肝癌常有肝炎史，并发肝硬化者占 80%以上，肝质地较硬，常触及癌块，可结合 AFP 检测、B 超、CT 扫描或肝动脉造影等检查手段，可实现有效鉴别。

（3）膈下脓肿：常继发于胃、十二指肠穿孔、阑尾炎穿孔或腹腔手术之后，X 线检查见肝脏向下推移，横膈普遍抬高，活动受限，但无局限性隆起，膈下可发现气液面。

5. 并发症

（1）继发细菌感染：多见于慢性病例，常见的致病菌包括葡萄球菌、链球菌、大肠杆菌或肺炎链球菌等。继发细菌感染后，形成混合性肝脓肿，症状明显加重，毒血症症状明显，体温可高达 40 ℃以上，呈弛张热，血液中白细胞计数及中性粒细胞显著增高。吸出脓液为黄色或黄绿色，有臭味，镜检有大量脓细胞。

（2）脓肿破溃：如治疗不及时，脓肿逐渐增大，脓液增多，腔内压不断升高，即有破溃危险，靠近肝表面的脓肿更易破溃，向上可穿入膈下间隙形成膈下脓肿，或再穿破膈肌形成脓胸；也可穿破至肺部、支气管，形成肺脓肿或支气管胆管瘘。左肝叶脓肿可穿入心包，引起心包积脓；向下穿破则引发急性腹膜炎。阿米巴肝脓肿破入门静脉、胆管或胃肠道的情况较为罕见。

（三）治疗

1. 非手术治疗

首先考虑非手术治疗，以抗阿米巴药物治疗、反复穿刺吸脓以及支持性疗法为主。由于本病病程较长，患者全身情况较差，常伴有贫血和营养不良，应给予高糖、高蛋白、高维生素和低脂肪的饮食。对于严重贫血或水肿患者，需多次输注血浆和全血。

抗阿米巴药物的常用选择包括甲硝唑、氯喹和盐酸吐根碱（依米丁）。甲硝唑对肠道阿米巴病和肠外阿米巴原虫有较强的杀灭作用，对阿米巴性肝炎和肝脓肿均有效；氯喹对阿米巴滋养体有杀灭作用，口服后在肝脏内浓度较高，排泄慢、毒性小、疗效显著；盐酸依米丁对阿米巴滋养体有较强的杀灭作用，但该药毒性大，目前已较少使用。

脓肿较大或病情较重者，应在抗阿米巴药物治疗的同时进行行肝穿刺吸脓（图 6-2）。穿刺点应视脓肿部位而定。一般以压痛较明显处，或在超声定位引导下，选取离脓腔最近处刺入。在操作过程中，需注意避免穿过胸腔，并应严格无菌操作。在局部麻醉后用 14~16 号粗穿刺针，进入脓腔内，尽量将脓液吸净。随后根据脓液积聚的速度，隔日重复抽吸，至脓液转稀薄，B 超检查显示脓腔很小，且患者体温正常。如并发细菌感染，应在穿刺吸脓后，于脓腔内置管注入抗生素并引流。

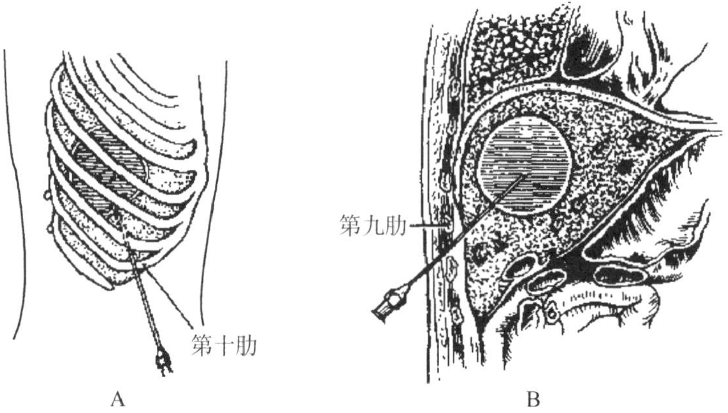

图 6-2 阿米巴肝脓肿穿刺抽脓

A. 侧面观；B. 正面观

2. 手术治疗常用的三种方法

（1）闭式引流术：对于病情较重、脓腔体积较大、积脓较多者，或位于右半肝表浅部位的较大脓肿，或多次穿刺吸脓而脓液不减少者，可在抗阿米巴药物治疗的同时行闭式引流术。选择脓肿距体表最近处进行穿刺，行闭式引流术。

（2）切开引流：阿米巴性肝脓肿切开引流后，可能会继发细菌感染，从而增加死亡率。但在以下情况下，仍应考虑手术切开引流：①经药物治疗及穿刺排脓后高热不退者。②脓肿伴有继发性细菌感染，综合治疗不能控制者。③脓肿穿破入胸腔或腹腔，并发脓胸及腹膜炎者。④左外叶肝脓肿，穿刺易损伤腹腔脏器或污染腹腔者。⑤脓肿位置较深，不易穿刺吸脓者。切开排脓后，应放置多孔乳胶管或双套管持续负压吸引。

（3）肝叶切除术：慢性厚壁脓肿、药物治疗效果不佳、切开引流后腔壁不易塌陷、或脓肿切开引流后形成难以治愈的残留无效腔或窦道者，可考虑行肝叶切除术。

（四）预后

阿米巴性肝脓肿如及时治疗，预后较好。根据国内相关研究，采用抗阿米巴药物治疗加穿刺抽脓的治疗方法，其死亡率约为 7.1%，但若并发细菌感染或脓肿穿破，死亡率将成倍增加。

（五）预防

针对阿米巴性肝脓肿的预防，关键在于防止阿米巴痢疾感染。通过严格粪便管理、注重个人卫生，对阿米巴痢疾进行及时且彻底的治疗，可有效防止阿米巴性肝脓肿的发生。即使发生阿米巴性肝炎，通过及时的抗阿米巴药物治疗，也可以防止肝脓肿的形成。

其他不常见的肝脓肿类型包括棘球蚴病、分枝杆菌感染、真菌性脓肿。在诊断方面，除上述方法外，还可结合红细胞沉降率（ESR）、肝功能测试（LFTs）、胆红素（Bili）、碱性磷酸酶、嗜酸性粒细胞计数、血凝反应及补体测定、内镜逆行胰胆管造影（ERCP）等检查手段。治疗上，棘球蚴病性脓肿主要采用抗蠕虫药物治疗；分枝杆菌性肝脓肿以全身抗结核治疗加 B 超或 CT 引导下的穿刺引流；真菌性脓肿以抗真菌治疗为主，辅以穿刺引流或手术切除。

第二节 原发性肝癌

一、病因

原发性肝癌的病因尚未完全清楚，根据临床观察和实验研究，已发现其可能与下列因素有关。

1. 乙型肝炎病毒（HBV）

一般说来，相关性研究已证实肝细胞癌的发病率与 HBsAg（乙型肝炎病毒表面抗原）流行率呈正相关关系。因为东南亚和非洲撒哈拉地区 HBsAg 流行率很高，所以这些地区的肝细胞癌发生率也是最高的。但在大部分欧美国家的人群中，肝细胞癌发病率低，其 HBsAg 流行率亦低。用克隆纯化的 HBV-DNA 杂交试验，已证实肝细胞癌建立的肝细胞系、肝细胞癌患者的恶性肝细胞以及长期无症状的 HBsAg 携带者肝细胞的染色体组中都整合进了 HBV-DNA。在非肝细胞癌患者中这种整合现象的存在表明整合并不足以引发生肝细胞癌。总之，在若干（不同的）人群中 HBV 和肝细胞癌之间的强度、特异性和一致性的关系，HBV 感染先于肝细胞癌发生的明确证据，以及来自实验室研究的生物学可信性，都表明 HBV 感染和肝细胞癌发生之间存在因果关系。

2. 黄曲霉素

黄曲霉素是由黄曲霉菌产生的真菌毒素，主要有四类：黄曲霉素 B_1 和 B_2、G_1 和 G_2。动物实验已证明黄曲霉素有很强的致癌作用，其中黄曲霉素 B_1 的作用最显著，但对人的致癌作用证据尚不足。不过，流行病学调查资料表明，随着饮食中黄曲霉素水平的增加，肝癌的发生率也随之上升。

3. 肝硬化与肝细胞癌

肝硬化与肝细胞癌的关系密切，据 1981 年全国肝癌协作组收集的 500 例病理资料分析，肝硬化的发生率为 84.4%，而肝硬化亦绝大多数属于大结节型的坏死后肝硬化。大结节性肝硬化常见于非洲和东南亚地区，这些地区同时也是肝细胞癌的高发区。而小结节性肝硬化则常见于欧洲和美国的肝细胞癌低发区。大结节性肝硬化的产生多半与 HBV 有关，并趋向于亚临床，患病的第一信号通常与肝细胞癌有关。因此，有人将肝癌的发病过程概括为急性肝炎-慢性肝炎-肝硬化-肝细胞癌。这一过程进一步说明了 HBV 可通过启动致癌过程，或既充当启动因子又通过与肝硬化有关的肝细胞再生作为后期致癌剂，从而引起肝细胞癌。

4. 其他

遗传因素是值得进一步探讨的，在江苏省启东市对 259 例肝癌患者家族进行的调查显示，有 2 人以上患肝癌的家族共有 40 个，占调查总数的 15.4%。非洲班图族中肝细胞癌多见，而居于同一地区的欧洲人则肝癌少见。另外，还有较多致癌作用很强的化学物质如亚硝胺类化合物等，可以诱发原发性肝细胞癌。肝癌患者中约有 40%有饮酒史，吸烟致癌的系列研究中某些观察结果表明，肝细胞癌有中等程度增高。有人提示血吸虫与肝癌也有联系。众所周知，口服避孕药的妇女患肝细胞腺瘤的风险增加。综上所述，原发性肝癌的发病过程具有多样性，因此，对其病因尚无法做出肯定性结论。

二、病理

原发性肝癌的大体形态可分为三型：结节型、巨块型和弥漫型（图 6-3），其中以结节型为多见。结节型肿瘤大小不一，分布可遍及全肝，多数患者伴有较严重的肝硬变。早期癌结节以单个为多见，多发癌结节的形成可能是门静脉转移或癌组织多中心发生的结果，本型手术切除率低，预后也较差。巨块型肿瘤呈单发的大块状，直径可达 10 cm 以上，也可由许多密集的结节融合而成，局限于一区，肿块呈圆形，一般比较大，有时可占据整个肝叶。巨块型肝癌由于癌肿生长迅速，中心区容易发生坏死、出血，使肿块变软，容易引起破裂、出血等并发症。此型肝癌也可伴有肝硬变，但一般较轻。弥漫型肝癌较少见，有许多癌结节散布全肝，呈灰白色，有时肉眼不易与肝硬变结节区别，此型发展快，预后差。

中国肝癌病理协作组根据 500 例尸检肝癌大体特征的研究，提出了四大型六亚型的分类法。弥漫型：小癌结节弥漫性地散布于全肝，因而此种类型仅在肝癌尸检病例中可以见到。块状型：癌块直径在 5~10 cm 之间，超过 10 cm 为巨块型。根据癌块的数量与形态又分为单块状型、融合块状型和多块状型 3 个亚型。结节型：癌结节直径在 3~5 cm 之间，又分为单结节型、多结节型和融合结节型 3 个亚型。小癌型：单个或双个癌结节，直径小于或等于 3 cm。血清甲胎蛋白（AFP）阳性者在肿瘤切除后转为正常。从病理组织来看，原发性肝癌也可分为三类：肝细胞型、胆管细胞型和两者同时出现的混合型。肝细胞癌占绝大多数，为 85%以上。癌细胞呈圆形或多角形，核大而核仁明显，胞浆丰富呈颗粒状，癌细胞排列成索状或巢状，尤以后者为多见。胆管细胞型肝癌多为单个结节，极少并发肝硬化，血清 AFP 阴性。肿瘤因含有丰富的纤维间质而呈灰白色，质地实而硬。混合型肝癌：肝细胞癌与胆管细胞癌同时存在，称为混合型肝癌。两种癌细胞成分可以在一个结节中不同区域或混合存在，通常认为源自同一细胞克隆。混合型肝癌多并发肝硬化，在临床上更多地表现出肝细胞癌的特征。

Anthony 根据 263 例患者肝细胞癌的细胞形态、排列以及间质多少的不同，将肝细胞癌分为四型。①肝细胞型（77.7%）：癌细胞的形态及其排列与正常肝细胞极为相似。②多形细胞型（11.4%）：此型癌细胞多种多样，排列不规则，成窦性团块，无小梁和血窦。③腺样型（7.2%）：癌细胞呈腺管状结构。④透明细胞型（1.5%）：癌细胞似透明细胞，内含有糖原和脂肪。胆管细胞癌较少见，细胞多呈立方形或柱状，排列形成大小不一的腺腔。混合型最少见，癌细胞的形态部分似肝细胞，部分似胆管细胞，有时混杂，界限不清。

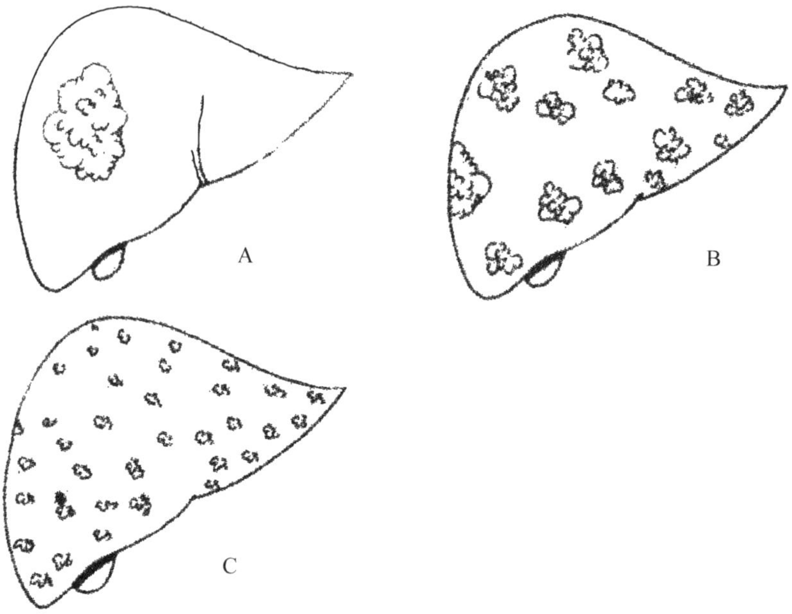

图 6-3　原发性肝癌的大体类型

A. 巨块型；B. 结节型；C. 弥漫型

原发性肝癌极易侵犯门静脉和肝静脉，引起血行转移，肝外血行转移至肝门淋巴结最多，其次为胰周、腹膜后、主动脉旁及锁骨上淋巴结。此外，向横膈及附近脏器直接蔓延和种植性转移也不少见。

三、临床表现

原发性肝癌的临床表现和体征多种多样，往往在患者首次就诊时多已属晚期。主要原因除了肝癌生长迅速外，在某些病例中肿瘤倍增时间可短至 10 日内，肝脏体积大意味着肿瘤在被感觉到或侵犯邻近的脏器结构前必定已达到相当大的体积；肝脏大的储备量，使大部分肝脏组织被肿瘤替代前不会出现黄疸和肝功能衰竭的症状。因此，肝细胞癌起病隐匿，并在早期处于静止阶段，难以做出早期诊断；加之缺乏特异性症状与体征，肝脏深藏于肋缘内，触诊时手难于触及，且肝功能生化检查缺乏特异性变化等综合因素，皆延迟了肝癌的进一步诊断。发展至大肝癌阶段的治疗方法，已无法改变其不良预后。由于肝细胞癌自发地表现出症状时预后已很差，近年来，人们越来越多地把注意力放在早期诊断上，采用血清 AFP 检测、B 超检查、CT、MRI 等方法，有助于早期发现。在对高危人群的普查中，可以发现几乎无症状的小肝癌，即所谓的“亚临床期肝细胞癌”，肝癌常见的临床表现是肝区疼痛、肝大或腹胀、食欲减退、消瘦、乏力和消化道症状等。

1. 肝区疼痛

肝区疼痛是最常见的症状和最常开始的主诉。疼痛多为持续性隐痛、钝痛、胀痛，有时可散发至背部，或牵涉到右肩痛。如疼痛逐渐加重，经休息或治疗后仍不见好转，应特别警惕是否有患肝癌的可能性。疼痛多由癌肿迅速生长使肝包膜紧张所致。如突然发生剧烈的腹痛并伴有腹膜刺激征和休克现象，多有肝癌破裂的可能。肝硬化患者出现原因不明的上腹部疼痛时，应当怀疑肝细胞癌的可能。

2. 腹胀

患者可因腹胀症，自动减食而加速消瘦，体重减轻。当患者腹围增大或全腹胀时，应考虑有中等或大量腹腔积液。在肝硬变患者中出现原因不明的肝大或腹腔积液（尤其是血性腹腔积液），应警惕肝细胞癌发生的可能。门静脉或肝静脉癌栓，可出现顽固性腹腔积液或腹胀。

3. 食欲减退、恶心、呕吐等消化道症状

典型的肝细胞癌的症状是上腹部疼痛伴有不同程度的虚弱、乏力、厌食、消瘦和腹胀，其消化道症状诸如恶心、呕吐、便秘、腹泻和消化不良亦可出现，但这些非特异性表现对诊断帮助甚微。

4. 发热

肝区疼痛或不明显原因的发热应怀疑肝癌的可能，因为巨块型肝癌易发生坏死，释放致热原进入血液循环引起发热。

临床上常见的肝癌患者的体征以肝肿大为主要症状的占 94%以上。如患者在短期内肝脏迅速肿大，肋下可触及肿块，质硬有压痛，表面光滑或有结节感，更易诊断。如肿块位于肝脏的下部则比较容易扪到，如肿块位于膈顶部，可见右膈肌上抬，叩诊时浊音界也抬高，有时膈肌固定或运动受限，甚至出现胸腔积液。晚期肝癌患者可出现脾大的症状，这与患者有长期肝硬化病史有关，脾大是由门静脉高压引起的。脾在短期内增大应警惕门静脉癌栓阻塞的可能性。

除上述症状和体征外，有临床肝硬化背景的患者可能出现黄疸，初诊时黄疸可能为轻度，随着病程的发展，黄疸逐渐加深。黄疸多见于弥漫型或胆管细胞癌。癌肿结节压迫胆管或因肝门区淋巴结肿大压迫胆管时，均可出现黄疸。当肝硬变严重且伴有肝癌的患者，还可能出现一系列肝硬变的症状，如鼻出血、牙龈出血，以及门静脉高压所致呕血或黑便等。

由于肝癌的早期症状和体征不明显，而且部分患者无症状和体征，所以对其进行早期普查越来越受到重视。

四、诊断

1. 诊断标准

在 2001 年 9 月于广州举办的第八届全国肝癌学术会议上，通过了肝癌诊断标准。

（1）AFP≥400 μg/L，持续 4 周，能排除妊娠、生殖腺胚胎源性肿瘤、活动性肝病及转移性肝癌，并能触及肿大、坚硬及有大结节状肿块的肝脏或影像学检查有肝癌特征的占位性病变者。

（2）AFP<400 μg/L，能排除妊娠、生殖系胚胎源性肿瘤、活动性肝病及转移性肝癌，并有两种影像学检查有肝癌特征的占位性病变或有两种肝癌标志物（DCP、GGTⅡ、AFU 及 CA19-9 等）呈阳性及一种影像学检查有肝癌特征的占位性病变者。

（3）有肝癌的临床表现并有肯定的肝外转移病灶（包括肉眼可见的血性腹腔积液或在其中发现癌细胞）并能排除转移性肝癌者。

经过令人沮丧的漫长时期，肝细胞癌的治疗在过去 20 多年里终于迎来了诊断和治疗方面的重大进展。自从采用 AFP 检测以来，肝癌的诊断水平又有了大幅提升，我国临床诊断的正确率已达 90%以上。尤其是肿瘤影像技术的显著进步，如血管造影术、超声显像术再加上 MRI 技术使肝癌的早期诊断变得更容易。但肝癌早期症状不明显，中晚期症状多样化，AFP 检测虽然对原发性肝癌诊断有特异性，但在临床上有 10%～20%的假阴性，因此，在肝癌的诊断过程中，医务人员必须根据详细的病史、体格检查和各项化验检查及某些特殊检查结果认真分析，做出正确的诊断。

肝癌多见于30岁以上的男性，但在肝癌多发地区，发病年龄高峰移向更年轻人群，这与肝炎发生于年轻人群的流行病学特点相吻合。

2. 免疫学检查

肝癌诊断上的突破性进展是肿瘤标志物AFP的发现。1956年，Abelev利用新生小鼠血清为抗原，制备成抗血清。他首次在带有移植性肝细胞癌的小鼠血清中发现此种胚胎性血清蛋白。1964年Tatarinov首先证实原发性肝癌患者血清中存在AFP。此后，血清的AFP检测试验便广泛用于临床上对原发性肝癌的诊断。

AFP是胚胎时期在肝实质细胞和卵黄囊中合成的，存在于胎儿血清中，在正常成人血清中一般不存在这种蛋白，即使有也是极微量。但当发生肝细胞癌时，在血清中又出现了这种蛋白。肝细胞癌具有合成AFP的能力，这对诊断原发性肝癌提供了有力依据。我国率先使用AFP测定进行了大规模的肝癌普查活动，为临床诊断亚临床期肝癌积累了大量资料，在普查中AFP阳性率达72.3%，于是给原发性肝癌的早期诊断及早期手术开辟了道路。

肝细胞癌的分化程度与AFP也有一定的关系，高度分化及低度分化的肝细胞癌或大部分肝细胞癌变性坏死时，AFP的检测结果可呈假阴性。有人在分析临床病例的基础上，归纳出以下几点：①AFP在肝细胞癌患者血清中出现的比例为60%~90%，但在胆管细胞癌患者不出现。②在肝转移癌患者中不出现。③在肝脏的良性肿瘤和非肿瘤造成的肝病患者中不出现AFP。④经手术完全切除肝细胞癌后，患者血清中AFP即消失，随访过程中，AFP又出现阳性时，说明癌肿复发。

目前常用的AFP检测方法抗原抗体结合的免疫反应方法。临床上常用的琼脂扩散和对流免疫法是属于定性的诊断方法，不灵敏，但较为可靠，特异性高，利用该方法诊断肝癌时阳性率大于80%，若用比较灵敏的放射免疫法测定，可有90%的患者显示有不同程度的血清AFP升高。不同方法能测得的血中AFP含量的范围如下：

琼脂扩散法：AFP含量>2 000 μg/L。

对流免疫法：AFP含量>300 μg/L。

反向间接血凝法：AFP含量>50 μg/L。

火箭电泳法：AFP 含量>25 μg/L。

放射免疫法：AFP 含量>10 μg/L。

AFP 假阳性主要见于肝炎、肝硬变，占所有“假阳性”病例的 80%。另外，生殖腺胚胎癌因含卵黄囊成分，可以产生一定量的 AFP。除此之外，胃肠道肿瘤，特别是有肝转移者也可能有 AFP 假阳性出现。

血清 AFP 虽是诊断肝细胞癌（HCC）的可靠指标，但检测结果存在着较高的假阳性或假阴性。随着分子生物学的发展，已经可以采用反转录聚合酶链式反应（RT-PCR）来检测外周血 AFP mRNA，其检测灵敏度比放射免疫法还高，有助于对肝癌的早期诊断以及对肝癌转移或术后复发的监测。

除利用 AFP 诊断肝癌以外，较有价值的肝癌标志物探索方兴未艾。

（1）*α*-*L*-岩藻糖苷酶（AFU）：AFU 属溶酶体酸性水解酶类，其主要生理功能是参与岩糖基的糖蛋白、糖脂等生物活性大分子的分解代谢。1980 年，法国学者 Deugnier 等研究发现，原发性肝癌患者的血清 AFU 活性水平升高。AFU 活性超过 110 nKat/L（1 nKat=0. 06 IU）时应考虑为肝细胞癌。在 AFP 呈阴性的病例中，约有 70%~85%出现 AFU 的阳性结果，在小肝癌病例中血清 AFU 的阳性率高于 AFP，因此同时测定 AFU 与 AFP，可使 HCC 的阳性检出率从单侧的 70%提高至 94%。AFP 阴性和 AFP 活性水平升高而不足以诊断为 HCC 的患者，其血清 AFU 的阳性率达 80. 8%。肝组织活检证实为 HCC 患者，其血清 AFU 的阳性率（67%）为 AFP 阳性率（20%）3 倍以上。因此，AFU 测定对 AFP 阴性和小细胞肝癌的诊断价值更大。

（2）CA199：一种糖类抗原，也被称为肿瘤标志物，它是由特定的糖类分子和蛋白质结合而成的。其分子量较大，约为 5 000 kD。它主要有在于某些癌细胞的表 CA199 是由 Lea 血型抗原物质与唾液酸（Lexa）结合形成的低聚米类复合物。CA199 为消化道癌相关抗原，是胰腺癌和结肠癌、直肠癌的标志物。血清 CA199 阳性的临界值为 37 kU/L。肿瘤切除后，CA199 浓度会下降；如其浓度再上升，则可表示复发。结肠癌、直肠癌、胆囊癌、胆管癌、肝癌和胃癌的 CA199 阳性率也会很高。若同时检测癌胚抗原（CEA）和甲胎蛋白（AFP）可进一步提高阳性检出率。

（3）癌胚抗原（CEA）：正常 CEA 含量<2. 5 μg/L。原发性肝癌可有升高，

但转移性肝癌尤多。

（4）碱性磷酸酶（AKP）：正常 AKP 含量<13 金氏单位，肝癌中阳性率约为 73.7%，肝外梗阻阳性率约为 91.2%。同工酶 AKP 可作为肝癌特异性的指标，在原发性肝癌中约 75%为阳性，在转移肝癌中约 90%阳性。

（5）γ-谷氨酰转肽酶（γ-GTP）：γ-GTP 正常水平<40 单位，肝癌及梗阻性黄疸等情况下，其皆可能升高。

（6）5′-核苷酸磷酸二酯同工酶Ⅴ（5′-NPD-Ⅴ）：原发性肝癌中约 70% 5′-NPD-Ⅴ阳性，转移性肝癌中约 80%5′-NPD-Ⅴ呈阳性。

（7）铁蛋白：正常值为 10~200 μg/L，肝癌病例中约有 76.3%的患者铁蛋白浓度会升高，有研究指出在AFP 含量<400 μg/L的肝癌病例中，约 70%铁蛋白>400 μg/L。由上可知除 AFP 外，目前常用的肝癌肿瘤标志物大多缺乏特异性，但有助于对 AFP 阴性肝癌的诊断。

3. 超声检查

自超声显像技术问世以来，对肝占位性病变的诊断取得了很大进展。目前，超声显像技术在检查小病灶如小肝细胞癌方面已成为不可缺少的手段，且该技术正在不断完善以进一步提高分辨力。利用超声显像技术，根据肿瘤的形状将其分为结节型、巨块型和弥漫型三种。①结节型：肿瘤与肝实质分界明显，因此，肿瘤能清晰识别，该型肿瘤可为单发或多发。②巨块型：肿瘤通常较大，直径在 5 cm 以上，虽然一般瘤体轮廓可辨，但较模糊。③弥漫型：瘤体不清晰，边界模糊，肝实质内呈弥漫性分布，可看到不均匀、粗糙的异常回声光点。

肝癌的超声回声类型有以下几种：①低回声型，病灶回声强度比肝实质的低，常见于无坏死或出血、内质均匀的肿瘤。此型常见于小肝细胞癌、小的转移性肝癌及大的增生结节等。②周围低回声型，肿瘤以低回声环与肝实质清晰地分隔，其瘤体内部回声可较周围实质稍高或等同，或者高低混合。③高回声型，其内部回声强度一般比周围实质的高，从组织学上可见肿瘤广泛坏死或出血，此型见于有脂肪变性的肝细胞癌。④混合回声型，瘤体内部为高低回声混合的不均匀区域，可能因在同一肿瘤中出现各种组织学改变所致，此型常见于大肝癌和大的转移性肝癌。超声可显示：直径为 0.3 cm 的癌结节，直径为 3~5 cm 的小肝癌呈圆形或不规则圆形，主要见于结节型肝癌；直径为 6~7 cm 的肝癌呈卵圆形团块，多由数个结节融合，边缘可辨认或模糊不清，直径大于 8 cm 的巨块其形态多不规则；弥漫型肝癌多在肝硬化的基础上发生，肝弥漫性回声增强，呈密集或较密的粗颗粒状，在中小光点与强回声条索间，散布多个细小的低回声结节；卫星样结节出现在肝癌大块病灶周围，癌灶部分包膜局部连续中断，有子结节突出；较大的低回声肿瘤边缘呈蚕蚀状，形态不整。小肝癌的超声表现为直径在 3 mm 以下的圆形、椭圆形结节，分为低回声（77.4%）、强回声（16.2%）和等回声（6.4%）三种类型。小肝癌的超声图像特征是癌周围有声晕：①低回声（或相对低、弱回声）型，显示后方回声可增强，低回声中仍有少许强光点；大的低回声结节较少见，其生长慢，坏死不明显，有门静脉、小胆管中断现象。②强回声型，显示周围有声晕，边缘不规则，内部回声较肝组织增强。③等回声型，显示肿瘤周围有低回声声晕，厚度为 1~2 mm 或有薄的完整的包膜，侧方有声影，无内收表现，或后方回声稍强，内部回声不均匀。

4. CT 影像

电子计算机断层扫描（CT）是借助电子计算机重建不同组织断面的 X 射线平均衰减密度形成影像。因 CT 是逐层次扫描且图像密度分辨率高，故与常规的 X 射线摄影相比，具有显著的优越性和特性。在各种影像检查中，CT 最能反映肝脏病理形态表现，如病灶大小、形态、部位、数目及有无病灶内出血坏死等情况。从病灶边缘情况可了解其浸润性，从门脉血管的癌栓和受侵犯情况可了解其侵犯性，CT 被认为是补充超声显像估计病变范围的首选非侵入性诊断方法。肝癌的 CT 表现，平扫表现：病灶几乎是表现为低密度块影，部分病灶周围有一层更低密度的环影（晕圈征）。结节型肿瘤边缘较清楚，巨块型和混合型肿瘤边缘多模糊或部分清楚。有时也表现为等密度块影。极个别可呈高密度块影，衰减密度值与周围肝脏相似的肿瘤，无论肿瘤大小如何均难以被 CT 平扫所发现。因此，一般需增强扫描，其目的在于：①能更好地显示肝肿瘤。②发现等密度病灶。③有助于明确肿瘤的特定性质。静脉注射碘造影剂后，病灶和肝组织密度得到不同程度的提高。增强扫描包括动态增强扫描和非动态扫描：①动态增强扫描，采用团注法动态扫描或螺旋 CT 快速扫描，早期（肝动脉期）病灶呈高密度增强，高于周围正常肝组织时间 10~30 秒，随后病灶密度迅速下降，接近正常肝组织为等密度，此期易遗漏；病灶密度继续下降，肝组织呈低密度灶，此期可持续数分钟，动态扫描早期增强图易于发现肿块直径小于 1 cm 或 1~2 cm 的卫星灶，亦有助于小病灶的发现。②非动态扫描，普通扫描每次 15 秒以上，故病灶所处肝脏层面可能落在上述动态扫描的任何一期而呈不同密度，极大部分病灶落在低密度期，因此病灶较平扫时明显降低。门脉系统及其他系统受侵犯的表现为：原发性肝癌门静脉系统癌栓形成率高，增强扫描显示未强化的癌栓与明显强化的血液间差异大，条状充盈缺损致门脉主干或分支血管不规则或不显影。少数患者有下腔静脉癌栓形成。肝门侵犯可造成肝内胆管扩张，偶见腹膜后淋巴结肿大、腹腔积液等症状。在胸部 CT 检查时，肺部转移表现异常，比 X 线胸片敏感。

近年来新的 CT 机器不断更新，CT 检查技术不断改进，尤其是血管造影与 CT 结合技术，比如，在肝动脉内插管直接注射造影剂作 CT 增强的计算机断层血管造影（CTA）、在肠系膜上动脉或脾动脉注射造影剂于门静脉期行 CT 断层扫描（CTAP），以及血管造影时在肝动脉内注入碘化油后，间隔 2~3 周行 CT 平扫的 lipiodol-CT 等方法，对小肝癌特别是直径在 1 cm 以下的微小肝癌的检出率，优于 CT 动态扫描。但上述方法中 CT 平扫结合增强扫描仍被视为常规方法，可疑病灶或微小肝癌选用 CTA 和 CTAP 为确诊的最有效方法。

5. 磁共振成像

利用磁共振成像（MRI）可以准确地了解腹部正常的与病理的解剖情况，由于氢质子密度及组织弛豫时间 T_1 与 T_2 的改变，可通过 MRI 成像探明肝脏的病理状态。虽然肝组织成像信号强度按所受的脉冲序列而变化，但正常肝组织一般均呈中等信号强度。由于肝的血管系统血流流速快，在未注射造影剂的情况下就能清楚地显示正常肝内血管呈现的低信号强度的结构。肝细胞癌的信号强度与正常肝组织相比，按所使用的以获得成像的 MRI 序列而不同，肝细胞癌的信号强度低于正常肝组织的，用 MRI 成像可以证实肝细胞癌的内部结构，准确显示病灶边缘轮廓，清晰地描绘出肿瘤与血管的关系。由于正常肝组织与肝细胞癌的组织弛豫时间 T_1 与 T_2 的差别较显著，因此，通常 MRI 成像对单发或多发病灶肝细胞癌的诊断十分容易。大部分原发性肝癌在 MRI 的 T_1 加权像上表现为低信号，病灶较大者中央可见更低信号区；在 T_2 加权像上，多数病变的坏死液显示为不均匀的稍高信号，坏死液化区由于含水增多显示为更高信号，包膜相对显示为等或高信号，原因是病变内含脂增多。在 T_1 加权像上，含脂越多病灶信号越高。在 T_2 加权像上，少部分原发性肝癌显示为等信号，容易遗漏病变，因而要结合其他序列综合确定诊断。部分小肝癌（直径小于 3 cm）出血后，病灶内铁质沉积，此种病变无论是在 T_1 加权像还是 T_2 加权像上，均显示为低信号。原发性肝癌病变中央区常因缺血产生液化坏死，在 MRI T_1 的加权像上坏死区信号比肿瘤病变得更低，在 T_2 加权像上则比肿瘤病变得更高。MRI 对原发性肝癌包膜的显示比 CT 显示的好，由于包膜含纤维成分较多，无论在 T_1 加权像还是 T_2 加权像上均显示为低信号。尤其是在非加权像上，原发性病变表现为稍高信号，包膜为带状低信号，对比清晰，容易观察。相关文献报道，由于肝动脉和门脉双重供血极少数原发性肝癌病变，在 CT 双期扫描时相中均显示为等密度，不易被检出，由于 MRI 密度分辨率高，则可清楚显示病变。

6. 肝血管造影

尽管近年在 CT、超声显像和磁共振显像学检查方面有许多进展，但血管造影在肝肿瘤诊断与治疗方面仍为一种重要方法。唯有利用肝血管造影才能清晰显示肝动脉、门静脉和肝静脉的解剖图。对直径在 2 cm 以下的小肝癌，造影术往往能更精确迅速地做出诊断。目前，国内外仍沿用 Seldinger 技术经皮穿刺股动脉插管法行肝血管造影，以扭曲型导管超选择法成功率最高。了解肝动脉走向和解剖关系，导管插入肝总动脉或肝固有动脉即可达到诊断肝癌的目的，如疑血管变异可加选择性肠系膜上动脉造影。治疗栓塞时，导管应尽可能深入并超选择性地达到接近肿瘤的供血动脉，以减少对非肿瘤区血供影响。肝癌的血管造影表现如下：①肿瘤血管和肿瘤染色：是小肝癌的特征性表现，动脉期显示肿瘤血管增生紊乱，毛细血管期显示肿瘤染色，小肝癌有时仅呈现肿瘤染色而无血管增生。治疗后肿瘤血管减少或消失和肿瘤染色变化是判断治疗反应的重要指标。②较大肿瘤可显示以下恶性特征：如动脉位置拉直、扭曲和移位；肿瘤湖，动脉期造影剂积聚在肿瘤内，排空延迟；肿瘤包绕动脉征，肿瘤生长浸润使被包绕的动脉受压不规则或僵直；动静脉瘘，即动脉期显示门静脉影；门静脉癌栓形成，静脉期见到门静脉内有与其平行走向的条索状“绒纹征”，提示门静脉已受肿瘤侵犯，动、静脉瘘同时存在时此征可见于动脉期。血管造影对肝癌的检测效果取决于病灶新生血管的多少，多血管型肝癌即使直径在

20 cm以下或更小亦易于显示。近年来发展的数字减影血管造影（DSA），即利用电子计算机把图像的视频信号转换成数字信号，再将相减后的数字信号放大转移成视频信号，重建模拟图像，输出显示背景清晰、对比度增强的造影图像。肝血管造影检查意义不仅在诊断、鉴别诊断，还在于术前或治疗前估计病变范围，特别是了解肝内播散的子结节情况；为血管解剖变异和重要血管的解剖关系及门静脉浸润提供正确客观的信息；对判断手术切除可能性、彻底性以及决定合理的治疗方案有重要价值。血管造影检查并未列入常规检查项目，仅在上述非创伤性检查不能达到满意效果时，才考虑应用。此外，血管造影不仅具有诊断作用，针对一些不宜手术的患者，可在造影时，立即进行化疗栓塞或导入抗癌药物或其他生物免疫制剂等治疗措施。

7. 放射性核素显像

肝胆放射性核素显像技术是利用 γ 照相或单光子发射计算机断层仪（SPECT）来实现的。近年来，为了提高显像效果，我们致力于寻找特异性高、亲和力强的放射性药物，如放射性核素标记的、特异性强的、抗肝癌的单克隆抗体。有关肿瘤标志物的放射免疫显像诊断已应用于临床，该技术可有效地增加放射活性的癌/肝比；^{99m}Tc-吡多醛五甲基色氨酸（^{99m}Tc-PMT）是一种理想的肝胆显像剂，肝胆通过时间短，肝癌、肝腺瘤内无胆管系统供胆汁排泄，其与PMT有一定亲和力，故可在肝癌、肝腺瘤内浓聚停留较长时间。延迟显像（2~5小时）时，肝癌和肝腺瘤组织中的^{99m}Tc-PMT仍滞留，而周围肝实质细胞中已排空，使癌或腺瘤内的放射性远高于正常肝组织的，因出现“热区”，故其可临床应用于肝癌的定性、定位诊断，比如用于AFP阴性肝癌的定性诊断，鉴别原发性和继发性肝癌的鉴别、肝外转移灶和肝腺瘤的诊断。由于肝细胞癌阳性率仅60%左右，且受仪器分辨率影响，直径2 cm以内的病变尚难以显示，故临床应用尚不够理想。

五、治疗

原发性肝癌是我国常见的一种恶性肿瘤。近年来，其诊断和治疗水平有了很大的提升。目前，与其他恶性肿瘤一样，采用综合疗法治疗肝癌，比如手术切除、放射治疗、化学药物治疗、免疫疗法及中医中药治疗等方法。对早期肝癌一般采取手术治疗，辅以其他疗法，对暂时不能切除的肝癌可经肝动脉插管化疗，栓塞缩小后再切除，这明显增加了手术切除率，降低了手术死亡率。因此，如何及时、正确地选用多种有效的治疗方法，或者有计划地多种方法组合应用，是目前应重视的问题。

1. 手术治疗

目前，全球比较一致的意见是：外科手术切除是治疗 HCC 的首选方法和最有效措施。现代科技的高速发展带动了外科技术的迅速进步，也使人们对肝癌切除的概念不断更新。当今的肝脏外科已不存在手术禁区。

2. 射频消融术（RFA）

RFA 近几年才引入我国，但早在 20 世纪 80 年代中期，日本学者就已将其应用于临床。只不过当时是单电极，肿瘤毁损体积小，疗效也欠佳。经过改良，RFA 双电极、伞状电极、冷却电极、盐水增强电极等陆续面世，使 RFA 在临床上的应用有了质的飞跃。其治疗原理为：插入瘤体内的射频电极，其裸露的针尖发出一种正弦交流电磁波，即射频电流，其属于高频电流范围。此电流通过人体时，作用于组织局部，由于电场的作用，离子、分子间的运动、碰撞、摩擦产生热，以及传导电流在通过组织时形成的损耗热，可使肿块内的温度上升到 70~110 ℃，细胞线粒体酶和溶酶体酶发生不可逆变化，使肿瘤凝固性坏死。同时，为了防止电极针尖部周围组织在高温下碳化而影响热的传导，可通过外套针持续向针尖部灌注冰水，降低其温度，以扩大治疗范围和增强疗效。对于肝癌并发肝硬化者，因其肝纤维组织多，导电性差，热量不易散发，可形成“烤箱效应”，所以 RFA 治疗原发性肝癌的疗效好于继发性肝癌。RFA 的最佳适应证为：病灶直径≤3 cm，少于 5 个的肝血管瘤患者和原发性、继发性、术后复发性肝癌患者，特别是肿瘤位于肝脏中央区、邻近下腔静脉或肝门的肿瘤，肝功能不低于Ⅱ级，患者一般情况尚可。由于 RFA 有多电极射频针，实际上对肿瘤直径在 5 cm 左右的患者也可进行治疗。每周治疗一次，每次治疗 1~3 个病灶，每个病灶治疗 12~15 分钟。肝癌治疗方面，RFA 治疗后肿瘤的完全凝固坏死率为 60%~95%，肿瘤直径越小者完全坏死率越高。目前报道 RFA 治疗的最大肿瘤为 14 cm×13 cm×13 cm。多数临床病例报告指出，经 RFA 治疗后，患者的 1、3、5 年生存率不亚于手术组，且术后复发率显著低于手术组。另外，比

RFA 先应用于临床的经皮激光治疗和经皮微波固化治疗，其治疗原理与 RFA 相似，都是使肿瘤组织产生高温，形成坏死区。但是，插入瘤体内的光纤和微波电极的周围组织，在温度升高后常伴随组织碳化，阻止了能量的输出，无法达到使肿瘤全部坏死的效果。两者治疗的适应证与 RFA 相似。RFA 以其适用范围广、患者痛苦小、安全、疗效可靠、可反复治疗，甚至可以在门诊进行治疗，而成为微创治疗的新兴生力军。经皮激光和经皮微波固化治疗在肝脏外科中的应用，似乎已在逐渐减少。但 RFA 治疗费用昂贵，并且难以与手术治疗的彻底性和乙醇注射治疗（PEI）的普及性相比，还有待于进一步的发展和完善。

3. 乙醇注射治疗（PEI）

对于无法手术切除的原发性肝癌，可在 B 超引导下用无水乙醇注射治疗，这是一种安全有效的方法。

（1）适应证：无水乙醇适用于肿瘤直径小于 2 cm 的肝癌，结节总数不超过 3 个的小肝癌患者。直径 3 cm 以上的肝癌常伴有肿瘤包膜浸润或血管侵犯，利用此方法可以获得满意疗效。

（2）术前准备：①应详细了解肝肿瘤的位置、大小、包膜与血管、胆管的关系，以及肝外血管侵犯和肝外转移情况。②术前检查肝、肾功能、出凝血机制。

（3）操作方法：设备及步骤如下。

1）操作设备：①超声导向设备，选用有导向穿刺装置的超声探头。②22 号穿刺细针或 PTC 细针。③浓度 99.5%以上的纯乙醇、局部麻醉药等。

2）操作步骤：主要包括以下几步：①在 B 超引导下反复取不同方向体位比较，选择适宜穿刺的部位作为穿刺进针点。②常规消毒铺巾。③穿刺针刺入皮内后，在超声引导下向肿瘤部位穿刺，抵达肿瘤后拔出针芯，接上无水乙醇注射器，注入无水乙醇。针对较大的肿瘤，可采用多方向、多点、多平面穿刺，注射操作者感到注射区内部有一定压力时停止注射，退出穿刺针。为避免无水乙醇沿针道溢出，刺激腹膜产生一过性疼痛，可在退针时注入 2~3 mL 局部麻醉药以减轻或防止疼痛。④乙醇注入剂量，对于直径在 2 cm 以内的小肿瘤，一般为 2~5 mL；直径在 3 cm 以上的肝癌，每次为 10~20 mL。每隔 4~10 日，一般 7 日注射一次。体质较好可以耐受者，可每周注射 2 次，一疗程 4~6 次。无水乙醇注射后，不良反应少，有一过性局部灼痛，半数患者注射当日有低、中等发热。梗阻性黄疸患者穿刺时易损伤胆管，引起胆汁外漏，或穿刺后出血。近年来，随着超声设备不断更新，技术操作水平不断提高，超声介入治疗正迈向新的高度，其应用已不再局仅限于瘤内乙醇注射，而是扩展到多种药物的瘤内应用，实现了多样化。经皮醋酸注射（PAI）和经皮热盐水注射（PSI）都是自 PEI 衍生出来的治疗方法。PAI 杀灭肿瘤的原理亦是使细胞蛋白质变性、凝固性坏死，但醋酸在瘤体内的均匀弥散优于无水乙醇；PSI 的治疗原理是利用煮沸的生理盐水直接杀灭肿瘤细胞，而热盐水冷却后成为体液的一部分，相较于无水乙醇和醋酸无任何不良反应。两者治疗的适应证与 PEI 相似。虽然，相关资料显示 PAI 和 PSI 的疗效好于 PEI，但目前尚缺少其大宗的临床病例报告，其近、远期疗效有待进一步观察。

第七章

胆道疾病

第一节　急性胆囊炎

一、概述

据国外文献报道，急性胆囊炎以中年（40 岁）以上女性，特别是身体肥胖且曾多次怀孕者为多，男女发病比例为 1 ：（3~4）。相关报道显示，国内的发病年龄较国外的低，男女发病比例为 1 ：（1~2）。慢性胆囊炎多由急性胆囊炎反复发作形成。

（一）病因

1. 梗阻因素

由于胆囊结石、胆管结石，胆囊管过长、扭曲、狭窄、纤维化、螺旋瓣的部分梗阻、胆囊颈旁淋巴结肿大等因素造成胆囊管梗阻，使存留在胆囊内的胆汁滞留、浓缩，高浓度的胆盐可损伤胆囊黏膜，引起急性炎症，当胆囊内已有细菌感染存在时，胆囊黏膜的病理损害过程加重。

2. 感染因素

无论胆道有无梗阻因素，细菌都可能进入胆道。细菌可通过血液、淋巴或胆道进入胆囊。急性胆囊炎时，细菌感染的主要途径是通过胆道进入胆囊。急性胆囊炎时，引起感染的细菌多为肠道菌属，如大肠杆菌、链球菌、梭状芽孢杆菌、产气杆菌、沙门杆菌、肺炎球菌、葡萄球菌，也常合并有厌氧菌的感染。

3. 化学因素

胆囊管梗阻后，胆囊胆汁停滞，胆盐浓度增高，特别是去结合化的胆汁酸盐对组织的刺激性更大，比如牛磺胆酸有显著的致炎作用，可引起明显的急性胆囊炎改变。严重创伤、烧伤休克、其他部位手术后的创伤性或手术后的非结石性急性胆囊炎的原因可能为此。另外一个化学性因素是胰液的反流。当胰管与胆管有一共同通道时，胰液可反流入胆囊内，胰蛋白酶被激活，引起胆囊黏膜损害，甚至坏死、穿孔。

4. 血管因素

严重创伤、大量出血、休克后，由于血管痉挛，血管内血流淤滞、血栓形成，可导致胆囊壁坏死，甚至穿孔。

（二）病理

急性胆囊炎的病理改变因炎症的轻重程度而有很大的差别。

1. 急性单纯性胆囊炎

由于存在胆囊管梗阻，胆囊内压力升高，胆囊黏膜充血水肿，胆囊内渗出增加，外观胆囊肿大，张力高，胆囊壁充血，稍增厚，有白细胞浸润。胆囊胆汁肉眼仍正常或稍浑浊，细菌培养多为阴性。

2. 化脓性胆囊炎

胆囊管梗阻不能解除，导致胆囊内压力持续升高，胆囊显著增大，表面有脓性纤维素性渗出物和、沉积，胆囊黏膜形成小溃疡，胆囊内为脓性胆汁，或充满脓液形成胆囊蓄脓。

3. 坏疽性胆囊炎

胆囊胀大过甚，促使胆囊壁发生血运障碍，引起胆囊壁缺血性坏疽；或者胆囊内结石嵌顿在胆囊颈部，引起囊壁受压迫坏死，最终导致胆囊穿孔。如果炎症发展迅速，在穿孔前胆囊周围尚未形成粘连，胆囊穿孔将引起弥漫性胆汁性腹膜炎。若穿孔前周围已有紧密粘连，胆囊穿孔后可发生胆囊与十二指肠、胆总管或结肠之间的内瘘。

一旦胆囊梗阻解除，胆囊内容物得以排出，胆囊内压力降低，胆囊的急性炎症便迅速好转，部分黏膜得以修复，溃疡愈合，形成纤维瘢痕组织，呈现慢性胆囊炎的病理特征。反复发作的急性胆囊炎可导致，胆囊壁纤维瘢痕化，肌纤维萎缩，胆囊黏膜脱落，胆囊萎缩，最终完全丧失生理功能。

二、诊断及鉴别诊断

（一）病史要点

急性胆囊炎的主要症状为右上腹疼痛，常在进油腻食物之后发生，开始可为剧烈绞痛，可伴有恶心、呕吐、寒战、发热，患者多有类似的即往发病史。疼痛呈持续性，可放射至右肩或右腰背部。

急性结石性胆囊炎常表现为胆绞痛，疼痛剧烈，呈持续性常伴阵发性加剧。若病情发展至急性化脓性胆囊炎阶段，患者可出现寒战、高热，以致全身严重感染的症状。

（二）查体要点

在体格检查中，右上腹胆囊区有明显的压痛和腹肌紧张，深吸气时胆囊区有触痛反应，即 Murphy 征阳性，部分患者可扪及肿大、紧张而有触痛的胆囊。由于反复发作，胆囊被大网膜包裹，在右上腹区可触及边界不清、活动不明显且有触痛的炎性团块。急性胆囊炎一般不发生黄疸，但有 10.6%~20%的患者因胆囊急性炎症、水肿影响肝外胆管而发生轻度黄疸。

（三）辅助检查

1. 常规检查

实验室血常规检查显示，白细胞计数及中性粒细胞明显增多。白细胞计数一般在（10~15）$\times10^9$/L 之间，但在急性化脓性或坏疽性胆囊炎时，白细胞计数可达 20×10^9/L 以上。

白细胞的数量，通常与病变的程度成正比，其计数在 20×10^9/L 以上者，很可能胆囊已有化脓或坏死穿孔。

如前所述，约 10%~20%的急性胆囊炎患者可能出现轻度黄疸，血清胆红素一般在 51.3 μmol/L 以下；若血清胆红素超过 85.5 μmol/L（5 mg/dL），常提示胆总管结石或胆管炎并肝功能损害。伴随 ALT 和 AST 升高，肝实质损害可被确认。血清碱性磷酸酶也可能升高。

2. 其他检查

超声检查在急性胆囊炎的诊断中具有很高的价值，可见胆囊肿大，胆囊壁增厚，以及胆囊内有一个或多个结石光团，伴有声影。由于超声检查操作简便，无创伤痛苦，又能及时得到结果，因此是一种较好的辅助诊断技术。

在少数患者中，X 线肝胆区平片可显示不透光的结石阴影；由于胆囊管梗阻现象，静脉胆道造影可以显示胆总管的影像，但胆囊本身则无法显影。

（四）诊断标准

根据上述病史、查体、辅助检查即可诊断。

诊断流程见图 7-1。

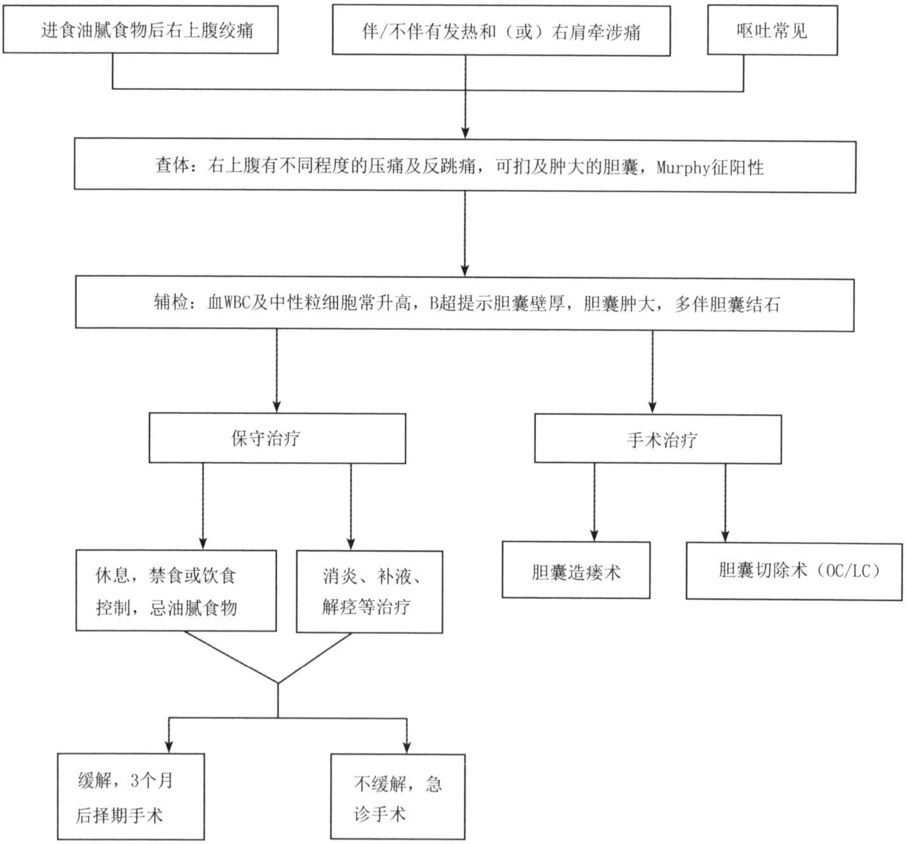

图 7-1　急性胆囊炎诊断流程

（五）鉴别诊断

急性胆囊炎患者大多有右上腹突发性疼痛，典型病例伴有右肩部放射痛，右上腹触痛和腹肌紧张。此外，白细胞计数增加，诊断一般不困难。超声显像技术在对胆囊结石的诊断中准确率可高达90%~100%，是诊断急性胆囊炎最重要的手段。然而，本病需与下列疾病鉴别。

1. 急性消化性溃疡穿孔

消化性溃疡穿孔所产生的腹痛较急性胆囊炎剧烈，表现为持续的刀割样痛，触痛范围不常局限于上腹，往往累及全腹，腹壁肌紧张常呈板样强直。X线检查发现膈下有游离气体，更可确定诊断。仅有少数病例无典型的溃疡病史，穿孔小，症状不典型，有时可造成诊断困难。

2. 急性胰腺炎

腹痛程度较急性胆囊炎剧烈，偶伴有休克症状，腹痛部位在上腹部偏左侧，右上腹肌紧张现象不如胆囊炎明显，Murphy征呈阴性。血清淀粉酶测定在诊断上有肯定价值，但有时急性胆囊炎患者可以并发急性胰腺炎，两种情况同时存在可使确诊发生困难，需更加注意。

3. 急性阑尾炎

高位阑尾炎常被误诊为急性胆囊炎，因两者的疼痛和腹壁压痛、腹肌紧张均可局限在右上腹。按压左下腹引起阑尾部位疼痛的Rovsing征有助于鉴别。急性胆囊炎多见于中年以上人群，过去有反复发作史，疼痛多为阵发性绞痛，向右肩背放射，偶可发生轻度黄疸，一般不难做出诊断。

此外，传染性肝炎、右侧肺炎、右肾绞痛、右胸带状疱疹早期等疾病也需注意鉴别。

三、治疗

急性胆囊炎的治疗包括非手术治疗和手术治疗。非手术治疗主要包括禁食、使用广谱抗生素、解痉止痛、补液纠正体液及电解质平衡失调。

对于结石性急性胆囊炎，虽经非手术治疗病情可以好转，但胆囊内结石难以排出，下列情况可作为手术治疗的指征。

1. 反复发作的急性胆囊炎

此等患者在过去的发作中，曾经用非手术治疗得以治愈，但由于反复发作，胆囊已呈慢性炎症改变，胆囊壁增厚，周围有粘连，胆囊功能可能已经丧失，虽再次采取保守治疗并可能奏效，仍会再次发作。因此应视为早期手术的适应证。

2. 初次发作的急性胆囊炎

在非手术治疗 24~48 小时后，如患者情况尚无好转，胆囊逐渐肿大，局部触痛和腹肌紧张加重，且伴有寒战、发热，白细胞计数在 20×10^9/L 以上，此时应考虑及时手术治疗，以免发生胆囊坏死或穿孔等严重并发症。

3. 病情严重

当患者就诊时已发病多日，局部体征严重，可触及肿大胆囊，伴压痛明显，或腹壁肌紧张明显，伴有高热、黄疸，有胆囊积脓或胆道感染现象，或并发急性胰腺炎者，也应考虑手术治疗，以免延误治疗时机，造成不良后果。

急性胆囊炎的手术治疗以胆囊切除为有效的根治疗法。在急性胆囊炎时早期手术操作并不困难，即使发病时间超过 72 小时，也不能视为手术治疗的禁忌证。发病在 72 小时以上，但腹部体征明显，全身毒血症表现极为严重，在适当的术前准备后，手术治疗仍可取得满意疗效。

第二节　胆囊结石

一、概述

胆囊结石是指原发于胆囊内的结石，其病变程度有轻有重，有的可无临床症状，即所谓的无症状胆囊结石或安静的胆囊结石；有的则可以引起胆绞痛或胆囊内外的各种并发症。

从流行病学角度分析，胆囊结石的发病率自 20 岁起便逐渐增高，45 岁左右达到高峰，女性多于男性，男女发病比例约为 1 ：（1.9~3）。儿童少见，但近年来发病有儿童化的趋势。

胆囊结石的成因尚未完全明确，可能为综合因素引起。①代谢因素：在正常胆囊胆汁中，胆盐、磷脂酰胆碱、胆固醇按一定比例共存于稳定的胶态离子团中，当胆固醇与胆盐之比低于1 ∶ 13时，胆固醇沉淀析出，聚合成较大结石。②胆道感染：从胆结石核心中已培养出伤寒杆菌、链球菌、魏氏芽孢杆菌、放线菌等，可见细菌感染在胆结石形成中有着重要作用，细菌感染除引起胆囊炎外，其菌落、脱落上皮细胞等均可成为结石的核心，胆囊内炎性渗出物的蛋白成分也可成为结石的支架。③其他：胆囊管异常造成胆汁淤滞、胆汁pH过低、维生素A缺乏等，都可能是结石的成因。

二、诊断及鉴别诊断

（一）病史要点

（1）诱因有饱餐、进油腻食物等。

（2）右上腹阵发性绞痛：常是临床上诊断胆石症的依据，但症状可能不典型，难以与其他原因引起的痉挛性疼痛鉴别，也不易区别症状是来自胆囊还是胆管。

（3）胃肠道症状：包括恶心、呕吐，以及食后上腹饱胀和压迫感。

（4）发热：患者常有轻度发热，无畏寒现象，如出现高热，则表明已经有明显炎症。

（二）查体要点

在右上腹有不同程度的压痛及反跳痛，Murphy征可呈阳性。如合并有胆囊穿孔或坏死，则有急性腹膜炎症状。

（三）辅助检查

（1）血常规：白细胞计数和中性粒细胞比例轻度升高或保持在正常范围内。

（2）B超检查：是第一线的检查手段，其结果准确可靠，准确率达95%以上。

（四）诊断标准

综合上述病史（1）、（2）项，辅以查体以及B超检查多能确诊。

诊断流程见图 7-2。

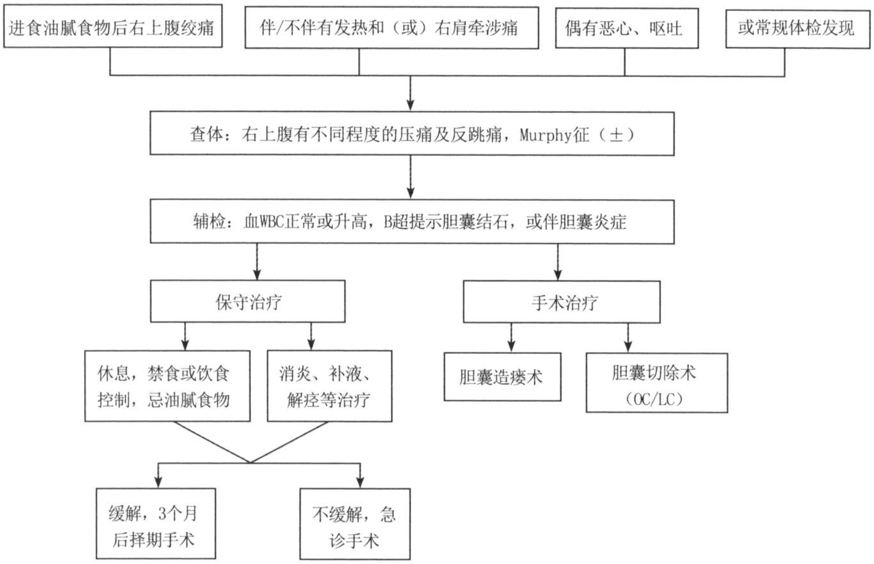

图 7-2　胆囊结石诊断流程

三、治疗

（五）鉴别诊断

胆囊炎胆石症急性发作期症状与体征易与胃十二指肠溃疡穿孔、急性阑尾炎（尤其是高位阑尾）、急性腹膜炎、胆道蛔虫病、右肾结石、心绞痛等病症相混淆，注意鉴别，辅以适当检查，多能区分。

1. 一般治疗

患者应卧床休息、禁食或控制饮食，忌油腻食物。

2. 药物治疗

鹅去氧胆酸、熊去氧胆酸在治疗中有一定疗效。

3. 手术治疗

胆囊切除术是胆囊结石患者的首选治疗方法。腹腔镜胆囊切除术以最小的创伤切除胆囊，而且没有违背传统的外科原则，符合现代外科发展的方向，已取代传统的开腹手术，成为治疗胆囊结石的“金标准”。

四、预后

部分患者饮食控制得当，可以终身不急性发作。手术切除胆囊后，患者的生活质量没有明显影响，部分患者有轻度腹泻等胃肠道症状。

第八章

阑尾疾病

第一节　急性阑尾炎

在腹部外科疾病中，急性阑尾炎具有极高的发病率，属于一种常见的外科急腹症，其发病率约为 1 ∶ 10 000，各年龄段（不满 1 岁至 90 岁，甚至 90 岁以上）人群及妊娠期妇女均可发病，但以青年最为多见。阑尾切除术也是外科最常施行的一种手术。急性阑尾炎的临床表现变化较多，需要与许多腹腔内外疾病相鉴别。早期明确诊断，及时治疗，可使患者在短期内恢复健康。若延误诊治，则可能出现严重后果。因此，对急性阑尾炎的处理须予以重视。

一、病因

阑尾管腔较细且系膜短，常使阑尾扭曲、内容物排出不畅。阑尾管腔内本来就有许多微生物，远侧又是盲端，很容易发生感染。一般认为急性阑尾炎是因下列几种因素综合作用而发生的。

1. 梗阻

梗阻为急性阑尾炎发病最常见的基本因素，常见的梗阻原因有：①粪石和粪块等；②寄生虫，如蛔虫堵塞；③阑尾系膜过短，造成阑尾扭曲，引起部分梗阻；④阑尾壁的改变，以往发生过急性阑尾炎后，肠壁可以纤维化，使阑尾腔变小，也可减弱阑尾的蠕动功能。

2. 细菌感染

阑尾炎的发生也可能是细菌直接感染的结果。细菌可通过直接侵入、血行传播或邻接组织感染等方式侵入阑尾壁，从而形成阑尾的感染和炎症。

3. 其他

与急性阑尾炎发病有关的因素还有饮食习惯、遗传因素和胃肠道功能障碍等。阑尾先天性畸形，如阑尾过长、过度扭曲、管腔细小、血供不佳等，都是易于发生急性炎症的条件。便秘、腹泻等胃肠道功能障碍性疾病会造成内脏神经反射症状，导致阑尾血管痉挛等改变，一旦这些改变的强度大于正常值，会造成黏膜损害、血供障碍、阑尾管腔狭窄等病变，从而为细菌侵袭提供了条件，导致急性炎症症状的出现。

二、病理

通过分析急性阑尾炎病理解剖学改变以及临床过程可将急性阑尾炎分为 4 种类型，这些类型可能代表了急性阑尾炎病变进展的不同阶段，也可能是不同病因和发病原理的直接体现。

1. 急性单纯性阑尾炎

在急性单纯性阑尾炎中，阑尾组织肿胀程度较轻，浆膜表面出现充血的情况，阑尾壁不同层组织间出现炎性细胞浸润，以黏膜和黏膜下层最为显著；黏膜上可能出现小的溃疡和出血点，阑尾腔内可能有少量渗出液，患者全身反应与临床症状不明显，若立即处理干预，炎症可全部吸收且感染症状消退，阑尾组织恢复正常状态。

2. 急性化脓性阑尾炎

急性化脓性阑尾炎表现为阑尾显著肿胀，壁内炎性细胞浸润明显，脓肿大小不一；浆膜充血情况较为明显，脓性渗出物较多，是机体炎症局限化、防御的主要表现。该类型的阑尾炎患者阑尾组织破坏的情况以不同程度呈现，虽然通过保守方式进行治疗可基本恢复，但阑尾壁还可出现瘢痕挛缩，造成阑尾腔狭窄，所以，炎症在恢复后还会出现多次复发的情况。

3. 坏疽性及穿孔性阑尾炎

坏疽性及穿孔性阑尾炎是阑尾炎类型中较为严重的一种，累及整个阑尾或者一部分阑尾。阑尾管壁出现部分坏死或全部坏死，以黑色或者暗紫色呈现。阑尾腔内存在脓液，压力升高，阑尾壁血液循环异常，常在阑尾尖端或根部出现穿孔症状。若没有包裹穿孔部位，感染则会持续扩散，造成急性弥漫性腹膜炎。

4. 阑尾周围脓肿

在急性阑尾炎的病程中，若出现穿孔或化脓坏疽等并发症，若进展不快，大网膜会往右下腹部转移，包裹并粘连阑尾组织，构成阑尾周边脓肿或炎性肿块。阑尾穿孔并发弥散性腹膜炎最为严重，常见于坏疽穿孔性阑尾炎。妇女妊娠期间子宫对大网膜下移产生妨碍，婴幼儿具有较短的大网膜，因此，容易在阑尾穿孔之后出现弥漫性腹膜炎症状。由于阑尾炎症严重，进展迅速，肠袢粘连或局部大网膜不能够限制其进展，因此若出现穿孔症状，感染会在全腹腔内快速蔓延。患者有全身性感染、中毒和脱水等现象，有全腹性的腹壁强直和触痛，并有肠麻痹的腹胀、呕吐等症状。如果不通过合理的方式进行治疗，则会产生死亡等严重后果，即便通过针对性的治疗干预已经基本控制全身性感染症状，也会由于出现多发性腹腔脓肿、膈下脓肿、盆腔脓肿等需要再次开展手术治疗，甚至遗留腹腔窦道、肠瘘、粘连性肠梗阻等并发症而使病情复杂化、病期迁延。

三、临床表现

急性阑尾炎不论其病因如何，也不论其病理变化为单纯性、化脓性或坏疽性，在阑尾未穿孔、坏死或并发局部脓肿以前，其临床表现大致相似。多数急性阑尾炎都有较典型的症状和体征。

1. 症状

一般表现在以下 3 个方面。

（1）腹痛：在急性阑尾炎临床症状中，腹痛是较为常见的一种，急性阑尾炎患者大概 98%以上首发临床症状是腹痛不适。典型的急性阑尾炎腹痛开始时多在上腹部或脐周围，有时为阵发性，常有轻度恶心或呕吐；通常持续 6～36 小时，一旦阑尾炎症在壁腹膜位置发生时，腹痛会以持续性呈现且往右下腹部转移，在一定程度上加重疼痛症状，少数患者会合并发热、呕吐等表现，上述临床症状对临床明确诊断至关重要。但也应该指出，不少患者的腹痛可能开始时即在右下腹，不一定有转移性腹痛，这和阑尾炎病理过程的关系较为密切。

一开始的腹痛即以右下腹炎性持续性疼痛为主，虽然临床在确诊异位阑尾炎时也会出现后期炎症性腹痛、初期梗阻性腹痛等症状，但由于阑尾位置不同而存在区别。

腹痛的严重程度与阑尾炎的严重性之间并无直接关系。虽然腹痛的突然减轻一般显示阑尾腔的梗阻已解除或炎症在消退，但有时因阑尾腔内压过大或组织缺血性坏死，神经末梢会失去感受和传导能力，腹痛也可减轻；有时阑尾穿孔以后，由于腔内压随之减低，自觉的腹痛也可突然消失。故腹痛减轻，必须伴有体征消失，方可视为病情好转的证据。

（2）胃肠道症状：恶心、呕吐、便秘、腹泻等胃肠道症状在急性阑尾炎患者的临床症状中较为常见，在阑尾管腔炎症程度、梗阻程度较为严重的状态下，上述临床症状较为明显。在疾病发生之前，呕吐和是否进食有密切的关系。若患者在空腹状态下出现阑尾炎，只会出现恶心症状；在饱腹状态下发生阑尾炎，患者会出现呕吐症状；偶然于病程晚期出现恶心、呕吐者，则多由腹膜炎所致。当阑尾感染扩散至全腹时，恶心、呕吐症状可加重，同时还会发生腹泻、便秘、食欲不好等消化道症状。因为阑尾炎症在盆腔内扩散出现脓肿症状，对直肠产生刺激造成肠功能亢进，从而导致患者出现腹泻，还会合并便中带黏液、里急后重、排便次数增多、排便不顺畅等情况。

（3）全身反应：急性阑尾炎患者的全身症状一般不显著。一旦出现阑尾化脓坏疽且合并扩散性腹腔内感染症状时，患者会出现烦躁不安或者反应迟钝、高热、寒战等显著的全身症状；若出现严重的弥漫性腹膜炎，会合并脓毒血症、血容量不足等临床表现，部分患者还会导致肾、肝、肺、心等重要脏器功能衰竭的情况。

2. 体征

急性阑尾炎的体征在诊断上较自觉症状更具重要性。它的表现决定于阑尾的部位、位置的深浅和炎症的程度，常见的体征有下列几类。

（1）特殊体位：不少患者来诊时常见弯腰行走，且往往以双手按在右下腹部。在床上平卧时，其右髋关节常呈屈曲位。

（2）压痛和反跳痛：最主要和典型的体征是右下腹压痛，其存在是诊断阑尾炎的重要依据，具有相对典型的明显压痛症状，并在阑尾点周边或麦氏点发生。若阑尾炎患者没有合并其他并发症，通过一个手指按压腹部可发现压痛点较为明显；等到合并腹膜炎症状时，可扩大压痛区域，或者出现全腹压痛的症状，阑尾位置仍然为压痛最明显的位置。压痛点具有重大诊断价值，即便患者在肚脐周边或上腹部出现自觉腹痛症状，体检时往往发现右下腹的压痛点较为显著，借此可获得早期诊断。

若患者反应迟钝、年老体弱，即便出现严重的炎症，也许只会出现轻微的压痛症状，或者需要用力按压才会感到疼痛。阑尾炎症的位置以及是否存在主要依靠压痛来指示，与转移性腹痛对比，其诊断意义更高。

反跳痛在阑尾炎诊断中至关重要，在体检期间突然松开局部按压的双手，患者感受到的疼痛较为剧烈，与压痛相比更重要，通常是因为腹膜受到刺激引起的，表示可能出现局部炎症症状。与单个临床症状对比，若同时出现反跳痛和阑尾位置压痛，则临床诊断价值更高。

（3）右下腹肌紧张和强直：肌紧张属于一种反应性痉挛症状，通常是腹壁受到炎症刺激引起的。强直性收缩属于一种不由自主、持续性的保护性腹肌收缩症状，若阑尾炎症已经侵犯周围组织或脏器且已经高出浆膜组织时，会出现此症状。医生在检查患者腹腔是否存在强直或紧张时，需要确保具有轻柔的动作，并叮嘱患者维持平和的心态，防止出现腹肌痉挛或过度反应等症状，造成临床诊断不正确的情况。

（4）疼痛试验：部分急性阑尾炎患者在开展以下疼痛试验时会以阳性呈现，通常是由于深处位置的阑尾组织存在炎症且在闭孔肌或腰大肌位置黏附，在进行以下各种试验时，局部受到明显刺激而出现疼痛。①直肠内触痛：直肠指检时对右前壁进行按压会出现疼痛的感觉。②闭孔内肌试验：患者在内旋右膝、右髋等动作时，会发现阑尾位置出现疼痛的感觉。③腰大肌试验：患者取左侧卧位时，过度伸直右腿的状态下，会导致阑尾位置发生疼痛。④结肠充气试验（Rovsing 征）：对患者左下腹部降结肠位置进行深按压，患者会感觉到阑尾位置出现疼痛感觉。

3. 实验室检查

对于急性阑尾炎患者而言，开展尿常规检查、血常规检查至关重要，超过90%的患者会出现白细胞计数增多的情况，为临床确诊疾病奠定良好的基础。

通常情况下，白细胞计数以（10~15）$\times10^9/L$ 作为参考值。若炎症得不到有效控制，白细胞计数会显著增加，部分患者会出现超过 $20\times10^9/L$ 的情况。若患者为免疫功能异常或年老体弱类型，在出现急性阑尾炎时，白细胞计数并不会提高，部分患者会出现降低的情况。大部分白细胞计数增多患者会并发核左移。急性阑尾炎患者开展尿液检查，结果显示，改变情况并不多见，但是为了排除阑尾炎引起的输尿管结石等泌尿系统疾病，对尿液进行常规检查也是非常重要的一项工作。

四、诊断

多数急性阑尾炎的诊断依据以白细胞数值升高、阑尾位置压痛、转移性右下腹痛等为主。典型的急性阑尾炎病例（约占 80%）均有上述症状、体征，易于据此做出诊断。对于临床表现不典型的患者，尚需考虑借助其他一些诊断手段，以进一步确认诊断。

五、鉴别诊断

典型的急性阑尾炎一般诊断并不困难，但在一些病例中，由于临床表现并不典型，诊断难度较大，容易出现诊断不准确的情况，造成治疗时机延误或治疗方法错误的情况。这种情况出现的并发症较为严重，会导致死亡等严重后果。要与急性阑尾炎相鉴别的疾病很多，常见的为以下三类。

1. 内科疾病

临床上，不少内科疾病具有急腹症的临床表现，常被误诊为急性阑尾炎而施行不必要的手术探查，将无病变的阑尾切除，有时甚至危及患者生命，故诊断时必须慎重。常见的需要与急性阑尾炎鉴别的内科疾病有以下几种。

（1）急性胃肠炎：通常急性胃肠炎患者在出现该疾病时会存在食用不卫生饮食、饮食不合理等情况，虽然会同时出现腹泻、呕吐以及腹痛等临床症状，但腹泻或呕吐等症状较为明显，有时在腹痛之前就已出现。急性阑尾炎患者即使有呕吐及腹泻，一般也不严重，且多发生在腹痛以后。急性胃肠炎的腹痛有时虽很剧烈，但其范围较广，部位较不固定，更无转移至右下腹的特点。

（2）急性肠系膜淋巴结炎：儿童是常见的发病人群，在上呼吸道感染后会出现此病症，以往患者会存在腹痛症状，且常在上呼吸道感染后发作。起病初期于腹痛开始前后往往伴有高热，此与一般急性阑尾炎不同；腹痛初起时即位于右下腹，而无急性阑尾炎之典型腹痛转移史。其腹部触痛的范围也较急性阑尾炎广，部位较阑尾的位置高，并较靠近内侧。腹壁强直不甚明显，反跳痛也不显著。Rovsing 征和肛门指检都是阴性。

（3）Meckel 憩室炎：Meckel 憩室炎往往无转移性腹痛，局部压痛点也在阑尾点之内侧，多见于儿童，由于1/3的 Meckel 憩室中有胃黏膜存在，患者可有黑便史。Meckel 憩室炎穿孔时成为外科疾病。临床上，如诊断为急性阑尾炎而手术中发现阑尾正常者，应立即检查末段回肠至少约100 cm，以视有无 Meckel 憩室炎，免致遗漏而造成严重后果。

（4）局限性回肠炎：典型的局限性回肠炎和急性阑尾炎鉴别较为容易。与急性阑尾炎相比，局限性回肠炎急性发作同样存在白细胞计数升高、压痛、右下腹痛等症状，需要给予全方位的临床观察，需明确由于局限性回肠炎引起的可触及条状肿胀肠袢、阵发性绞痛等肠梗阻临床体征以及临床症状后，才可明确诊断。

（5）心胸疾病：若患者有心包炎、右下肺炎、右侧胸膜炎等疾病，会出现反射性右侧腹痛或右侧腹肌反射性紧张等症状。上述疾病主要存在循环系统功能变化、呼吸系统功能变化等，而缺乏急性阑尾炎明显的右下腹压痛以及转移性右下腹痛等表现。

（6）其他：如过敏性紫癜、铅中毒等，均可有腹痛，但腹软无压痛。详细的病史、体检和辅助检查可予以鉴别。

2. 外科疾病

（1）胃、十二指肠溃疡急性穿孔：为常见急腹症，发病突然，临床表现与急性阑尾炎相似。其属于临床发病率较高的急腹症，由于起病急骤，与急性阑尾炎相比，具有基本相同的临床表现。溃疡病穿孔患者多数有慢性溃疡史，穿孔大多发生在溃疡病的急性发作期。溃疡穿孔造成的腹痛症状，尽管上腹部是主要起源位置且累及右下腹，但是会在极短的时间内累及全腹，与急性阑尾炎仅在右下腹部局限对比有一定的区别。腹痛发作速度较为突然，且疼痛程度剧烈，常可引致患者休克。虽然对右下腹进行体检时压痛症状较为显著，但是存在压痛症状较为明显的位置仍然是上腹部溃疡穿孔位置，且存在明显的腹肌强直症状，常呈“板样”强直。腹内因有游离气体存在，肝浊音界多有缩小或消失现象；X 线透视如能确定膈下积气，则有助于诊断。

（2）急性胆囊炎：总体上急性胆囊炎的症状与体征均以右上腹为主，常可扪及肿大和有压痛的胆囊，Murphy 征呈阳性，辅以 B 超检查不难鉴别。

（3）右侧输尿管结石：有时其表现与阑尾炎相似。但输尿管结石以腰部酸痛或绞痛为主，可有向会阴部放射痛，右肾区叩击痛（+），肉眼或镜检尿液可发现大量红细胞，B 超检查和肾、输尿管、膀胱 X 线片（KUB）可确诊。

3. 妇科疾病

（1）右侧异位妊娠破裂：这是育龄妇女最易与急性阑尾炎相混淆的疾病，尤其是未婚怀孕女性，诊断时更要细致。异位妊娠患者常有月经过期或近期不规则史，于出现腹痛之前发生，阴道出血以不规则形式呈现，具有相对突然的腹痛发作，下腹部是常见的疼痛位置，且合并阴部垂痛症状。经检查，全身没有发现炎症反应，但出血性休克以不同程度呈现。通过妇科检查可以发现血液在阴道内遗留，子宫颈触痛明显且相对柔软，一侧附件有肿大且有压痛；如阴道后穹隆或腹腔穿刺抽出新鲜不凝固血液，同时妊娠试验结果为阳性，则可以确诊。

（2）右侧卵巢囊肿蒂扭转：患者突然发生右下腹痛，囊肿绞窄坏死对腹膜产生刺激后导致局部压痛，其症状和急性阑尾炎基本相同。急性扭转发生时，具有较为突然、剧烈的疼痛症状，坏死囊肿造成局部压痛的位置不高，部分能够扪到的囊肿相对肿大，和阑尾炎有一定的区别，通过 B 超检查或者妇科双合诊的方式可确定诊断。

（3）其他：如急性盆腔炎、右侧附件炎、右侧卵巢滤泡或黄体破裂等，可通过病史、月经史、妇科检查、B 超检查、阴道后穹隆或腹腔穿刺等做出正确诊断。

六、治疗

急性阑尾炎的临床治疗主要是通过手术进行切除，但是由于阑尾炎症具有相对复杂的病理改变，通过非手术治疗干预也有一定的意义。

1. 非手术治疗

（1）适应证：①患者一般情况差或因客观条件不允许，如并发严重的心、肺功能障碍时，也可先行非手术治疗，但应密切观察病情变化。②急性单纯性阑尾炎早期，药物治疗多有效，其炎症可吸收消退，阑尾能恢复正常，也可不再复发。③当急性阑尾炎已被延误诊断超过48小时，病变局限，已形成炎性肿块时，也应采用非手术治疗，待炎症消退、肿块吸收后，再考虑择期切除阑尾；当炎性肿块转成脓肿时，应先行脓肿切开引流，以后再进行择期阑尾切除术。④急性阑尾炎诊断尚未明确，在临床观察期间可采用非手术治疗。

（2）方法：非手术治疗策略具体包括静脉补充热量、水及电解质平衡，禁食，卧床等，并联合有效抗生素治疗，根据患者的实际情况，采用止吐、止痛、镇静等进行治疗。

2. 手术治疗

绝大多数急性阑尾炎诊断明确后均应采用手术治疗，以加快患者康复速度以及去除病灶。急性阑尾炎需要通过分析患者的实际情况，根据患者在不同阶段、不同时期的改变情况，通过有效的手术方法开展治疗干预。

第二节　慢性阑尾炎

一、病因和病理

1. 病因

慢性阑尾炎的患病因素主要包括：①由于患者存在阑尾周边急性炎症史而导致出现慢性病变；②因为亚急性阑尾炎或轻度阑尾炎出现多次复发的情况，进展为慢性阑尾炎。

2. 病理

慢性阑尾炎之阑尾壁一般有纤维化增生肥厚，阑尾粗短坚韧，表面呈灰白色，能够以蜷曲状态呈现，四周纤维粘连较为严重，管腔可发现其他异物或粪石；阑尾系膜也可增厚、缩短和变硬；有时由于阑尾壁纤维化而致管腔狭窄，甚至闭塞。远端管腔内可充盈黏液，形成黏液囊肿。

二、临床表现

1. 反复发作的亚急性阑尾炎

患者过去大多有过一次较典型的急性阑尾炎发作史，此后平时多无明显症状，且常有间歇性的发作，但以后的发作往往不如初次剧烈，多表现为一种亚急性阑尾炎的症状。患者在亚急性阑尾炎发作时最主要的症状是右下腹疼痛，而腹痛转移的情况往往不明显。体检常可发现右下腹有较明显的压痛。多次发作后，右下腹偶可扪及索状的阑尾，质硬伴压痛。

2. 经常发作的慢性阑尾绞痛

该种类型患者以往急性发作史并不明显，右下腹的疼痛症状以反复发作或经常性发作呈现。疼痛的轻重程度不同，可以是较轻但明显的绞痛，也可以是持续性的隐痛或不适。此种慢性阑尾绞痛，多为阑尾腔内有粪石、异物等所致的慢性梗阻存在之故，偶尔也可能是过去的急性发作或其他病变引起阑尾腔慢性狭窄的结果。

三、诊断和鉴别诊断

反复发作性阑尾炎患者曾有急性阑尾炎发作史，以后症状、体征也比较明显，诊断并不困难。无急性阑尾炎发作史的慢性阑尾炎，不易确诊。通过胃肠钡剂 X 线检查有助于提升诊断的准确性，而阑尾固定、间断充盈、扭曲、不规则、狭窄变细等是最明显的临床表现，阑尾位置显影位置压痛情况较为明显，有些患者阑尾组织出现部分充盈或不充盈，按压局部也会出现疼痛症状，若患者出现以上表现，则应综合其他临床表现判定是否为慢性阑尾炎疾病。同时，若阑尾处于充盈状态，需要延长排空时间 48 小时以上，有助于临床诊断。

总之，慢性阑尾炎的临床表现如为右下腹疼痛和压痛及胃肠道功能紊乱等症状，并不具有诊断上的特征，钡剂 X 线检查也不易得出肯定结论，故慢性阑尾炎的诊断在很大程度上需借助于外阑尾以外的疾患。需要对患者开展实验室检查、全方位体格检查以及询问病史等，如疑有其他脏器病变时尚应做进一步的特种检查，方能避免误诊。

四、治疗

慢性阑尾炎诊断明确者，仍以手术切除阑尾为宜。手术既可作为治疗手段，也可作为最后明确诊断的措施。如手术发现阑尾增生变厚、系膜缩短变硬，阑尾扭曲，四围严重粘连，则可证实术前慢性阑尾炎的诊断。若阑尾外观正常，应尽可能检查附近器官（盲肠、末段回肠、小肠系膜、右侧输卵管等），必要时还可以另做一右旁正中切口，以探查胃、十二指肠和胆囊、胆管等有无其他疾病，并做相应的处理。因此，对术前诊断不明确者，以右侧旁正中切口为佳，以便发现异常时做进一步探查。

第九章

腹外疝

第一节　腹股沟区疝

随着肌耻骨孔的概念被大家接受，以及腹膜前补片修补术的应用，股疝作为一种特殊类型的腹股沟疝，可与腹股沟斜疝和直疝通称为腹股沟区疝。

一、解剖

我们在解剖学习和开放手术时接触最多的是由浅入深的腹股沟区解剖。近年来，由于腹腔镜技术在疝修补中的应用，腹股沟区后壁的解剖即由内向外的解剖认识就显得更为重要，而对解剖的熟悉和掌握是疝修补手术成功的关键。

（一）由浅入深的顺序

1. 腹外斜肌及腱膜

在腹股沟区，腹外斜肌腱膜纤维自外上向内下行走并覆盖整个腹股沟管，在耻骨结节外上方形成三角形裂隙，称为外环或皮下环，精索（或子宫圆韧带）从中穿出。此腱膜下缘在髂前上棘到耻骨结节之间增厚并略向内翻转，形成腹股沟韧带，该韧带的部分内侧纤维于耻骨结节处继续向上向后呈扇形展开，形成陷窝韧带。陷窝韧带形成腹肌沟管最内侧部分，但不直接构成股管的内侧界。

2. 髂腹下、髂腹股沟神经及生殖股神经生殖支

起自腰神经，髂腹下神经在髂前上棘前方约 2 cm 处自腹内斜肌穿出，向下走行于腹外斜肌的深面，又于外环的上方穿出腹外斜肌腱膜，离开腹股沟管。髂腹股沟神经在其外下方，几乎与之平行，在腹股沟管中与精索伴行，出外环，

分布于阴囊和大阴唇。生殖股神经的生殖支出内环在精索静脉旁伴行于精索。这三根神经在前路疝修补术中容易受损，应注意保护。如果缝合有妨碍，有研究人员建议将其离断，以免发生术后慢性疼痛，但绝不能作为常规。

3. 腹内斜肌和腹横肌

两肌在腹直肌外侧缘呈腱性融合，脐水平以下腹内斜肌和腹横肌腱膜构成了腹直肌前鞘，而在腹直肌后面腱膜组织逐渐消失，形成弓状线（Douglas 线），此线下方腹直肌后面是腹横筋膜。腹横肌内侧腱膜止于耻骨梳的内侧和耻骨结节处，形成腹股沟镰，较少情况下部分腹内斜肌腱膜加入腹横肌的内侧腱膜纤维，形成真正的联合腱。腱膜纤维止点所形成的弓状体称腹横腱膜弓，腹横肌的收缩使腱膜弓移向腹股沟韧带，该收缩构成了一种关闭机制以加强此薄弱区域。

4. 腹横筋膜

位于腹横肌的内侧，为半透明的结缔组织膜，弓状缘与腹股沟韧带之间由于肌纤维的缺乏形成的裂隙，使得该处腹横筋膜成为唯一承受腹内压的组织，也是腹股沟区易发疝的主要原因（图 9-1、图 9-2）。目前有观点认为，存在两层腹横筋膜，这在腹腔镜修补中显得格外重要。后面会重点介绍。

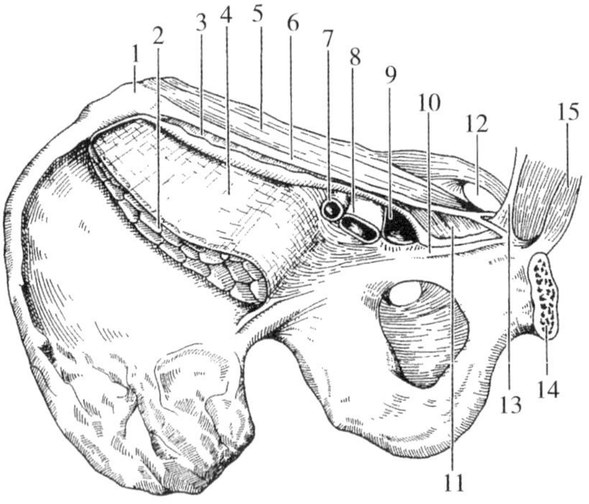

图 9-1　骨盆内观面

1. 髂前上棘；2. 髂腰肌；3. 腹横筋膜；4. 髂耻筋膜；5. 腹外斜肌腱膜；6. 腹股沟韧带；7. 股动脉；8. 股静脉；9. 股管；10. 耻骨梳韧带；11. 陷窝韧带；12. 腹股沟管皮下环；13. 腹股沟镰；14. 耻骨联合面；15. 腹直肌

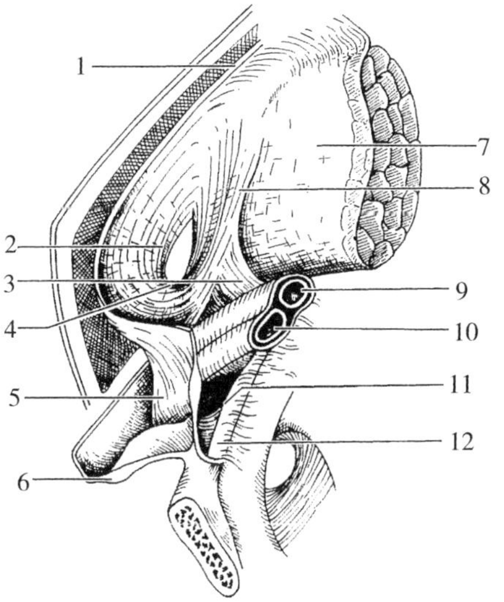

图 9-2　骨盆右内斜观面

1. 腹横筋膜；2. 内环；3. 髂耻弓；4. 凹间韧带；5. 股鞘；6. 腹股沟韧带；7. 髂耻筋膜；8. 髂耻束；9. 股动脉；10. 股静脉；11. 髂耻束；12. 耻骨梳韧带

5. 腹股沟管

为精索或子宫圆韧带穿过腹壁各层组织的一个潜在通道（图 9-3），起始于腹横筋膜形成的内环，沿弓状缘与腹股沟韧带之间的裂隙向内下斜行，于外环处穿出。腹股沟管有四个壁和内外两个环，前壁为腹外斜肌腱膜，后壁为腹横筋膜，上壁为腹内斜肌和腹横肌的弓状缘，下壁为腹股沟韧带和陷窝韧带。精索在穿过内环时被腹横筋膜包绕形成精索内筋膜，其外再由来源于腹内斜肌的肌纤维形成提睾肌，穿过外环时被腹外斜肌筋膜（无名筋膜）覆盖形成精索外筋膜。在女性中，子宫圆韧带位于腹股沟管内，与睾丸引带同源，圆韧带和卵巢韧带都位于子宫的侧方，两者在输卵管下方相连，圆韧带止于大阴唇的皮下组织。

6. 股管

股管位于股静脉的内侧，长约 1.25～2 cm，呈锥状，股管的入口是一坚固的环，称为股环。股管内含淋巴结和脂肪组织，股管的下端以盲端终止于腹股沟韧带下方的卵圆窝。

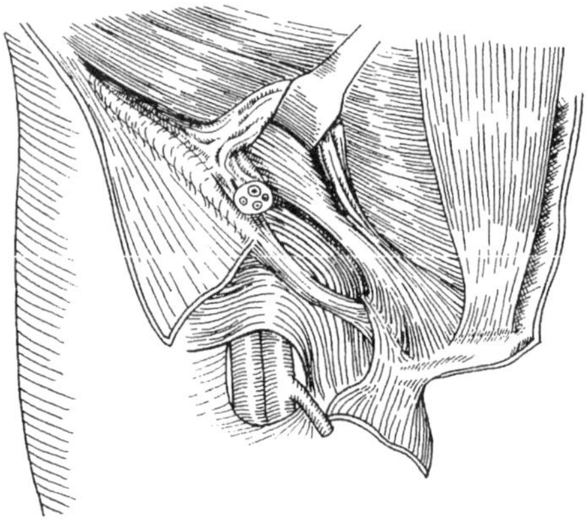

图 9-3 腹股沟管解剖

图中腹外斜肌已切除，腹股沟韧带及精索已切断，显示股鞘、腹股沟管的内口、后壁和上界

（二）由内向外的解剖顺序

1. 腹膜皱襞

下腹部的腹膜皱襞分成脐正中韧带、左右两侧脐内侧韧带和脐外侧韧带。脐正中韧带是由胚胎时脐尿管的遗迹所形成，从脐到膀胱；内侧韧带是由腹膜覆盖脐动脉末梢形成的皱襞；外侧韧带由腹膜皱襞包绕腹壁下血管和部分脂肪组织而形成。这三条腹膜皱襞间又形成三个浅窝，外侧窝位于脐外侧韧带外侧，是腹股沟管内环的部位；内侧窝为外侧和内侧韧带之间的区域，与腹股沟直疝形成相关；膀胱上窝则位于脐内侧韧带和脐正中韧带之间。

2. 腹膜前间隙

Retzius 间隙（又名耻骨后间隙），为耻骨联合与膀胱之间的腹膜前间隙，腹腔镜下全腹膜外腹股沟疝修补时，往往需要先进入此间隙，找到耻骨结节这一解剖标志。Bogros 间隙（又名腹膜前间隙），与 Retzius 间隙相通，为腹股沟管后壁腹横筋膜和腹膜之间的空间，该间隙内腹股沟区重要的解剖结构如精索血管、输精管以及支配该区域的神经血管都走行于此空间。腹腔镜下腹股沟疝修补时，需要从 Retzius 间隙在腹壁下血管下方向患侧分离进入该间隙。

在腹膜前间隙中，腹横筋膜的准确描述可以帮助理解腹膜前间隙的特征。不同文献中所指的腹横筋膜是不一样的。Cooper 报道腹横筋膜是由外（前）层和内（后）层组成。腹横筋膜前层在腹横肌后方，但不是腹横肌纤维的直接延续，而是一层独立的结构，看上去是一层半透明的筋膜，因此抗张强度没有腱膜大。其下方止于 Cooper 韧带，内侧止于腹直肌外侧缘，在精索穿出的地方形成内环，这层是传统意义上的腹横筋膜，即在行 Bassini 手术时切开的那层腹横筋膜。在内环口下缘，该层腹横筋膜增厚形成髂耻束，并向后上方和腰大肌髂腰肌表面的筋膜相延续，向下方和股血管表面及大腿的深筋膜相延续。腹横筋膜后层同样也是一层半透明的筋膜，位于前层和腹膜之间，可以被描述成在腹膜外包绕整个腹腔囊的筋膜，其与腹膜之间由腹膜外脂肪填充，有时被称为腹膜前筋膜。在 Douglas 半环线以下，腹外斜肌、腹内斜肌和腹横肌的腱膜都经过腹直肌前方，仅由腹横筋膜后层形成腹直肌后方的筋膜层，但转换并不一定完全，有时该线清楚，如果逐渐改变则界限不清，该部分被称为脐膀胱前筋膜，向下延续到膀胱前。在直疝手术时，可以直接沿着两层腹横筋膜之间将直疝疝囊及其外的腹膜外脂肪从腹横筋膜前层缺损处分离。在腹壁下血管外侧腹横筋膜后层包绕精索结构，通过内环口（腹横筋膜前层）进入腹股沟管延续成精索内筋膜，这层菲薄的结构在经福尔马林固定的尸体上较难被观察到，在新鲜尸体或 TEP（经腹腔镜腹股沟疝修补术）术中可以看得很清楚，在斜疝手术时必须进入此锥形的筋膜找出疝囊。腹壁下血管在两层腹横筋膜之间走行。腹直肌可以在鞘内存在轻微的活动，腹直肌与后鞘的连接非常松散，它提供了一个位于肌后的间隙，TEP 手术时沿着腹直肌后鞘的前表面一直向下即进入所谓的腹膜前间隙，因此 TEP 所使用的“腹膜前间隙”在两层腹横筋膜之间。

3. 肌耻骨孔

进入腹膜外间隙后，可以观察到腹股沟区腹壁有一个缺乏肌纤维覆盖的区域，Fruchaud 称其为肌耻骨孔。其下界为骨盆的骨性边缘，由耻骨梳韧带和耻骨肌构成，上界为腹前外侧壁的扁阔肌，这些组织为双层排布，浅层由腹外斜肌组成，深层由腹内斜肌和腹横肌组成。在外侧，由髂腰肌、其增厚的腱膜和覆盖股神经的髂筋膜构成，而内侧界由腹直肌和 Henle 韧带一起组成。肌耻骨孔由髂耻束（和腹股沟韧带）组成，可分为两部分，上方为腹股沟三角和内环，下方为股环。在深部，肌耻骨孔被腹横筋膜覆盖，是承受腹内压力的主要组织。

4. 腹股沟三角

腹股沟三角（Hesselbach 三角）的内侧边是腹直肌的外侧缘和腹股沟镰，外侧边是腹壁下血管，底边是腹股沟韧带，直疝从这里脱出，因此也称为直疝三角。女性的弓状缘与腹股沟韧带间的裂隙比男性狭窄，且女性腹股沟三角的腹横筋膜非常坚固，在防止直疝的发生中发挥重要的作用。

5. 内环

腹横筋膜在腹壁下血管的外侧形成内环，精索从此出腹腔。内环的下缘增厚部分称为凹间韧带，因它具有悬吊精索的作用，故又名横筋膜悬韧带，具有限制内环扩大的作用。

6. 股环

股环为股管开口，呈一个坚固的环。其前界由髂耻束和腹股沟韧带构成，后方为耻骨上支、耻骨肌和筋膜及 Cooper 韧带，外侧界是股静脉，内侧界是髂耻束与耻骨结节扇形连接的内侧部分。股环较小，坚硬而没有弹性，因此易发生疝的嵌顿和绞窄。股环开口通常有腹横筋膜覆盖，内含淋巴结和脂肪组织。

7. 耻骨梳韧带

耻骨梳韧带（Cooper 韧带）为非常结实有光泽的纤维结构，覆盖于耻骨上支，实质上它不是韧带组织，而是增厚的纤维性骨膜，腹横筋膜、髂耻束，以及陷窝韧带的弯曲纤维也参与或附着于耻骨梳韧带。

8. 髂耻束

髂耻束为连于髂前上棘与耻骨结节之间的结缔组织带，为腹横筋膜增厚形成，与腹股沟韧带平行，位于腹股沟韧带的深面，构成内环的下界，呈白色、厚且致密，其弓形下方纤维与腹股沟韧带后缘毗邻、相贴，向上续为股鞘前壁，向外上续于髂筋膜，内侧与腹横肌下缘筋膜相会合。髂耻束在腹膜前疝修补中起着重要的作用。

9. 死亡三角

最早由 Spaw 医师提出，又称 Spaw 三角，是指内侧为输精管、外侧为精索血管的三角形区域。它的重要性在于髂血管位于其底部，通常由腹膜和腹横筋膜将其覆盖，术中应避免在此处钉合固定，以避免发生严重的并发症。

10. 疼痛三角

髂耻束的下方及精索血管外侧所构成的三角区域通常有生殖股神经及股外侧皮神经穿过，手术中该区域过度的分离、电灼或补片固定均可能导致神经的损伤或卡压，从而引起术后局部区域感觉异常或顽固性疼痛。建议腹腔镜手术中补片固定时，应在髂耻束以上区域进行。

11. 生殖股神经及股外侧皮神经

生殖股神经在第 3 或第 4 腰椎水平从腰大肌纤维内发出，越过输尿管后方，在髂耻束下方，分为生殖支和股支，生殖支走向内侧到达腹股沟管内环，与精索一起走行于腹股沟管内，支配提睾肌的运动和阴茎、阴囊和大阴唇的皮肤感觉。股支通常位于腰大肌的外侧缘，走行于髂耻束的下方、股动脉的外侧，支配大腿的前内上部皮肤的感觉。股外侧皮神经自腰大肌的外侧缘发出，于髂前上棘内侧穿出髂耻束下方并分为两支。前支支配大腿前外表面的上部至膝部感觉，后支支配自大转子到大腿的中部的皮肤感觉。

12. 腹股沟区的血管

腹壁下动脉构成腹股沟三角的外侧界，在手术中可作为鉴别腹股沟斜疝和直疝的标志。此动脉均在腹股沟韧带中、内 1/3 交界处起于髂外动脉，其起始段与腹股沟韧带内侧 1/3 之间的夹角为 80°（0°~90°），部分腹壁下动脉行程弯曲或高位弯曲呈 S 形，有些为低位弯曲呈 L 形。腹壁下动脉发出两分支为提睾肌动脉和耻骨吻合支，耻骨吻合支向下走行与髂内动脉发出的闭孔支常吻合形成一个动脉环。由于耻骨吻合支在跨过耻骨上支处有时向上发出不固定的小分支，而在耻骨梳韧带上钉合或缝合固定补片时又极易造成损伤，一旦受损将导致严重后果，因此这一吻合环及其相应的静脉又称为“死亡冠”。

二、分类

腹内脏器或组织经内环或腹股沟三角薄弱的腹横筋膜区域或股环突出即为腹股沟区疝，分别为腹股沟斜疝、腹股沟直疝和股疝，如同时存在则为复合疝，其是常见的腹外疝。股疝较为单一，近 40 年来，腹股沟区疝发展了很多较复杂的分类法，达到了较精确地界定腹股沟疝的目的。在美国和欧洲广泛使用的有

Nyhus 分类法。

1. 腹股沟疝国内分类法

中华医学会外科学分会疝和腹壁外科学组在《成人腹股沟疝、股疝和腹部手术切口疝手术治疗方案》中拟定了国内的分类方法，其将腹股沟疝分成Ⅰ、Ⅱ、Ⅲ、Ⅳ型。

（1）Ⅰ型：疝环缺损直径≤1.5 cm（约1个指尖），疝环周围腹横筋膜有张力，腹股沟管后壁完整。

（2）Ⅱ型：疝环缺损最大直径约1.5~3.0 cm（约2个指尖），疝环周围腹横筋膜存在但薄且张力降低，腹股沟管后壁不完整。

（3）Ⅲ型：疝环缺损直径≥3.0 cm（大于两指），疝环周围腹横筋膜或薄而无张力或已萎缩，腹股沟管后壁缺损。

（4）Ⅳ型：复发疝。

2. 腹股沟区各种疝

Nyhus 分类法。

（1）Ⅰ型：斜疝，小的。

（2）Ⅱ型：斜疝，中等。

（3）Ⅲ型：A. 直疝；B. 斜疝，大；C. 股疝。

（4）Ⅳ型：复发疝。A. 直疝；B. 斜疝；C. 股疝；D. A、B 和 C 复合型。

三、病因

因鞘膜突未闭、腹股沟区因血管、神经及精索等出腹腔而形成，生理薄弱，是腹股沟斜疝发生的解剖学基础，腹股沟管生理掩闭机制的缺陷及腹内压升高、胶原代谢的异常使腹横筋膜薄弱等，综合导致了腹股沟疝的发生。

四、临床表现

腹股沟区出现可复性肿物是诊断腹股沟疝的重要依据，直疝及早期的斜疝疝囊均不进入阴囊。早期，患者的疼痛、不适症状表现明显，长时间站立或行走后出现局部疼痛、下坠感或酸胀感，平卧回纳后症状消失。难以回纳后，常有便秘、阵发性腹痛等症状。如发生嵌顿，症状加剧，并出现腹痛、高热等症状，严重者可出现感染性休克。也有少数患者仅以肠梗阻为主要表现。

体检时，站位腹股沟区可见一肿物，用手可回纳。回纳困难时，患者取平卧位，患侧髋部屈曲，松弛腹股沟部，顺腹股沟管向外上方轻按肿物即可回纳，鉴别直疝和早期斜疝，可在腹股沟韧带中点上方 2 cm 处按压内环，并嘱患者站立咳嗽，如肿物不再突出，则为斜疝。股疝在腹股沟韧带下方有一圆形肿块，较难回纳。因位置隐蔽，且发生嵌顿和绞窄的概率较高，很多患者以腹痛、腹胀等肠梗阻症状为首要的临床表现。因此，对外科急腹症的患者不应遗漏对腹股沟区和股部的检查。难复性疝肿物较难或只能部分被回纳。如肿物突出后不能回纳而发生嵌顿，突出的疝块有剧烈疼痛，张力高，并有压痛。如嵌顿未解除，局部出现红、肿、疼痛等症状，甚至出现发热、腹部压痛等腹膜炎体征，表明肠管缺血性坏死，疝发生绞窄。

五、诊断与鉴别诊断

结合患者的病史、症状和体征，腹股沟疝的诊断并不困难。但必须与以下疾病作鉴别。

1. 睾丸鞘膜积液

肿块透光试验呈阳性是其特异性的临床表现。另外，肿块边界清楚，上极与外环不相连，睾丸不易扪及，肿块不能回纳，无可复性病史。如腹膜鞘状突未完全闭合，形成交通性睾丸鞘膜积液时，虽肿物亦有可复性，但发生肿物和回纳较慢，利用透光试验可作鉴别。

2. 子宫圆韧带囊肿

肿物位于腹股沟管，无可复性，呈圆形或椭圆形，有囊性感，边界清楚，张力高，其上端不进入腹腔。

3. 精索囊肿或睾丸下降不全

肿物位于腹股沟管或沿着精索睾丸的路径，边界清晰。精索囊肿有囊性感，张力高，阴囊内可扪到同侧睾丸。睾丸下降不全则为实质感，阴囊内同侧睾丸缺如。实际上，鉴别诊断并不困难。

4. 慢性淋巴结炎

于股三角区可扪及数个肿大的淋巴结，易推动。通过 B 超检查发现一实质性肿块，可作鉴别。

5. 腰大肌冷脓肿

腰椎结核形成的冷脓肿常沿髂腰肌向下扩展出现于大腿根部内侧，具有波动感。它实际不在股疝出现的位置，仔细确定解剖标记不难作出鉴别。上述疾病共有的基本特点是：非可复性肿块，肿块上界不进入外环或内环，无“疝柄”，亦无咳嗽冲击感。

6. 机械性肠梗阻

肠梗阻的患者务必明确是否有腹股沟区疝嵌顿导致的肠梗阻。

六、治疗

除了少数婴幼儿通过发育可以自愈外，绝大多数腹股沟区疝是不可自愈的，且有逐渐增大的趋势和嵌顿的危险，一般均需手术治疗。存在手术禁忌证的患者可用疝托保守治疗。

1. 手术原则

（1）高位游离及回纳疝囊或高位结扎疝囊：对于较小的疝囊，可将疝囊完全游离回纳；较大的疝囊应予横断，近端结扎，远端旷置。高位游离疝囊指游离达疝环水平，腹膜前补片修补需切开疝环口腹横筋膜，到达腹膜外脂肪层。组织修补或因疝嵌顿绞窄等情况而不准备做疝修补术者，需要高位结扎疝囊。

（2）薄弱区域加强修补：根据腹股沟疝的解剖学特点，原发性腹股沟疝修补的基本原则有两点：一是有效地关闭腹股沟区的薄弱裂隙，即改变只有薄弱腹横筋膜承受腹内压的状况；二是在关闭裂隙的同时建立一个可供精索或子宫圆韧带通过的不再扩大的内环通道。以上两点可通过自身的肌肉腱膜组织或人工材料实现。

2. 组织修补

不使用人工材料、利用自体组织进行缝合加强的修补方式称为组织修补。

（1）Bassini-Shouldice 修补术：目前被公认为经典而有效的腹股沟疝组织修补仍是 Bassini 和 Shouldice 术式。经典 Bassini 术式的关键步骤是从耻骨结节到内环口沿腹股沟管后壁切开腹横筋膜，然后将腹横筋膜、腹横肌、腹内斜肌、腹直肌的外缘于精索后方均匀地与腹股沟韧带（或是髂耻束）间断缝合，而内环由最外侧一针来固定被掩闭的重建部分。其后有许多 Bassini 的演变术式，包括高位游离并回纳疝囊而不是高位结扎，不切除提睾肌，不切开腹横筋膜而直接缝合，以及 Shouldice 术式将间断缝合变成 4 层叠瓦式连续缝合等。我们认为，如腹横筋膜较强，可不切开，进行内环口的缩小缝合后，再将腹横肌及腹内斜肌形成的联合腱一起缝合到腹股沟韧带上，这样较为合理。当然，所有演变术式的最终效果并没有明显优于 Bassini 术式。

（2）Ferguson 修补术：在精索前方将腹内斜肌下缘、腹横腱膜弓和联合腱缝合到腹股沟韧带，可降低对精索的影响。该修补术虽然关闭了腹股沟裂隙，但在耻骨结节处仍需留有一精索出口，空隙的大小及后期的愈合情况将影响复发。此法适用于较小和腹股沟后壁健全的斜疝。

（3）Mcvay 修补术：自内环到耻骨结节将腹横筋膜切开，暴露耻骨梳韧带，将腹横腱膜弓和联合腱在精索后方与耻骨梳韧带缝合，适用于巨大斜疝和直疝，也是股疝的修补方法。必须注意，此术式不兼有掩闭内环的作用。内环明显扩大者，仍应修补内环，缩小内环以仅能通过精索为度。由于内侧为股静脉，如内侧的缝合过紧，将导致静脉回流受阻，发生静脉栓塞。

3. 补片修补

传统术式一直强调无张力缝合，但由于局部解剖的因素很难达到这一理想境界。近年来的研究表明，结缔组织的病理变化对疝的发生有一定的影响，而将这些本身已经薄弱的组织在有张力的情况下缝合很难达到组织加强作用。因此，目前主张使用人工合成材料进行修补。人工材料的应用降低了疝气复发率，Lichtenstein 在 1989 年提出“无张力疝修补”概念。人工材料修补与传统组织修补相比，具有无缝合张力、创伤小、不适感少、恢复快、复发率低等优点，已成为广泛使用的术式。

（1）Lichtenstein 修补术：Lichtenstein 修补术是最常被应用的无张力疝修补术式。手术的入路与传统术式一样，但对提睾肌是纵行切开而非切除，疝囊高位游离后反转入腹腔但不结扎，使用单纤维的聚丙烯网片，约8 cm×16 cm 大小，强调将补片与耻骨重叠 1～1.5 cm 缝合，将补片下缘与腹股沟韧带连续缝合达内环外侧，如果同时存在股疝，那么应该将补片缝至 Cooper 韧带以关闭股环。补片上缘缝至腹直肌鞘和腹内斜肌腱膜上，补片外侧方的末端分成两尾，上叶宽（2/3），下叶窄（1/3），精索从之间穿过，两叶交叉，并将两叶的下缘缝至腹股沟韧带上，形成精索的出口，控制其大小仅供精索通过。修剪外侧过多的补片，超过内环至少 5 cm，并铺平在腹外斜肌腱膜下面。在局部麻醉下做该手术是安全的。

（2）Rutkow 疝环充填式修补术：使用一个热成形的、锥形的填充物（plug）填补疝环，上置网片待组织长入后加强修补。基本方法是疝囊高位游离并回纳，将填充物置于缺损处，四周与疝环缝合固定。对股疝的修补有着明显的优势。当同时存在斜疝和直疝时，可以切开两者之间的筋膜，然后用单个大的填充物修补复合缺损，如果是两个明显分离的缺损，也可以用两个填充物分别修补。由于该修补术式未将上置网片进行 Lichtenstein 式的缝合，因此，其对腹股沟后壁的加强是不完全的。近年来的临床研究表明，填充物收缩现象较平片明显，不能完全防止疝囊从填充物旁再次疝出的可能。另外，填充物出现围假体硬化的现象较严重。因此，该术式有应用减少的趋势，但其在复发疝及股疝的应用上仍有一定的优势。

（3）Stoppa 修补术：Stoppa 修补术为开放式后入路腹膜外补片修补术。基于肌耻骨孔概念，从下腹正中切口进入腹膜外间隙，向外侧延伸至腹股沟后区，于腹横筋膜后方用一较大的人工材料广泛覆盖肌耻骨孔，以对肌耻骨孔提供全面的保护，可同时修补股疝、直疝和斜疝，或同时修补双侧疝。腹腔内压对此处放置的网片起到较好的固定作用，不用缝合补片。手术切口较大、创伤较大是其缺点。腹腔镜手术开展后，其应用有所减少。适用于前入路手术后较复杂的复发疝患者或通过下腹部切口同时行其他手术的腹股沟疝患者。

（4）Kugel 修补术：也是开放式后入路腹膜外腹股沟区疝修补术。切口选在内环口上方约 2～3 cm 处，逐层切开腹外斜肌腱膜、腹内斜肌、腹横肌和腹横筋膜进入腹膜外间隙，将疝囊回纳，并与精索分离，较大的疝囊于内环口处横断，缝合腹膜缺损。用手指在腹膜外间隙内钝性分离，内侧达耻骨结节腹直肌后方，下方过耻骨梳韧带，外侧到髂腰肌表面。腹膜前间隙足够容纳一个 8 cm×12 cm 大小（或依缺损大小选择更大尺寸的补片）含记忆环的双层聚丙烯网片，以覆盖肌耻骨孔。补片的长径大致平行于腹股沟韧带，并且约 3/5 的长度位于腹股沟韧带之上，剩余位于腹肌沟韧带之下。补片内侧缘应达到耻骨联合处，补片下缘要盖住髂血管，并位于腹膜和精索之间。与 Stoppa 术式相比，该术式被认为是微创的、免缝合的、腹膜外无张力疝修补术。其后又发展了直径为 10 cm 的圆形及大小为 9.5 cm×13 cm 的矩形 Modified Kugel 补片，与 Kugel 修补术类似。该方法是通过我们熟悉的腹股沟区前入路方式进入腹膜外间隙放置补片的修补方式。

（5）腹腔镜腹股沟疝修补术：修补原理和 Stoppa 术式一样，腹腔镜疝修补术是从后入路来加强肌耻骨孔。目前主要有三种术式：腹腔内补片置入术（IPOM），经腹腔放入补片覆盖疝缺损，并用钉合器将其固定。该术式操作简单，但修补材料因直接放入腹腔内，必须是防粘连材料，费用较贵。目前该术式已不再是腹腔镜疝修补的主流术式。经腹腔腹膜前疝修补术（TAPP）先经腹于内环口上方切开腹股沟区腹膜并作分离，显露整个肌耻骨孔的腹膜前间隙，然后在此间隙置入聚丙烯网片，将补片固定，最后将腹膜关闭。完全腹膜外疝修补术（TEP）整个手术过程不进入腹腔而是在腹膜前间隙内进行分离。游离腹膜前间隙方法是在脐下做一个 1.2 cm 的切口，切开腹直肌前鞘，向外拉开腹直肌，暴露后鞘，沿后鞘置入球囊扩张器达耻骨结节后充气扩张，建立该间隙；或进入腹腔镜直视下分离。在脐与耻骨结节中点处及耻骨结节上方各置入两个 5 mm 穿刺套管，游离出的腹膜前间隙，内侧过中线，下方进入耻骨后间隙暴露耻骨结节和耻骨梳韧带，将疝囊回纳后暴露髂血管，外侧接近髂前上棘，腹壁下血管应留在视野的上方，放入大小至少为 10 cm×15 cm 的聚丙烯补片，覆盖整个肌耻骨孔区域。由于腹膜和腹内压的作用使补片固定于原位，多不需要固定。腹腔镜腹股沟疝修补术除了有腹腔镜手术创伤小的优势外，还能同时处理两侧疝，对斜疝、直疝及股疝可一并修补，适合处理复发疝，可探查和发现隐匿性疝。其缺点为技术要求高，学习曲线长，费用较高，需在全身麻醉和气腹下进行。

Stoppa、Kugel 修补术和腹腔镜疝修补术等术式均属于腹膜前修补方法，近年来有应用逐渐增多的趋势。根据肌耻骨孔概念，腹股沟疝、股疝均是通过肌耻骨孔疝出，肌耻骨孔是真正的“疝环”，此时以足够大的补片覆盖整个肌耻骨孔来替代或加强薄弱的腹横筋膜是最为完全的。而将补片置于肌耻骨孔后方符合压力学原理，能更好地对肌耻骨孔提供保护，且有固定补片的作用。补片的位置与 Lichtenstein 术式不同，该部位并非呈平面结构，而是一个凸面向前外下方的立体结构，特别是在内环口处，腹壁与髂腰肌形成约 60°的交角，补片应顺势而放，使其适合该处的三维结构。补片覆盖了肌耻骨孔以后，输精管和精索血管位于补片的后下方。因此也不需要剪开补片来围绕精索。腹膜前腹股沟疝修补有其优势，但在腹膜前间隙的操作和放置补片对泌尿生殖系统是否有潜在的影响，以及腹膜前间隙再次手术的难度等问题应予以重视。

另外，股疝的手术入路有腹股沟韧带下入径和腹股沟韧带上入径。腹股沟韧带下入径：在腹股沟韧带下方卵圆窝处做一个直切口，游离疝囊，打开疝囊并回纳疝内容物，疝囊结扎或回纳后将腹股沟韧带、髂耻束、陷窝韧带与耻骨梳韧带、耻骨筋膜缝合以关闭股环，或者用网塞法填补修补股环。此方法较简单，但无法处理较窄的疝内容物，也无法探查是否并发腹股沟疝，因此实际使用较少，适合小的股疝。腹股沟韧带上入径：与常规腹股沟疝手术的切口一样，切开腹股沟管，从内环口到耻骨结节，打开腹横筋膜，进入 Bogros 间隙，从股环处将疝囊和疝内容物回纳，回纳困难时可切开髂耻束、腹股沟韧带以松开股环，回纳疝囊，可行 Mcvay 法修补。开放的 Stoppa 术式、Kugel 术式和腹腔镜术式也可用于股疝的修补，其修补方法如前所述。但须注意，由于腹股沟韧带的切断，其对该处补片的支撑作用降低，因此，应将补片缝合至耻骨梳韧带上，并选择较大的补片修补是该手术成功的要点。

腹股沟疝手术方式有多种，但目前尚没有一种理想的手术方式。尽管无张力疝修补术已被广泛地应用，组织修补依然是不可完全替代的修补方法，对一些病例还是十分有效的，也是进行补片修补术的基础。当前对疝修补手术的评价已不能单单局限于复发率的高低，我们需要更多地考虑患者术后的舒适度、对生活工作的影响以及经济学的评估。另外，术者的经验也很重要，除了掌握腹股沟区的解剖特点外，选择自己熟悉的术式进行修补是手术成功的关键。

第二节　腹壁切口疝

腹壁切口疝是腹内脏器和（或）组织经腹壁原手术切口形成的薄弱区向外突出的肿物。

一、病因

腹壁切口疝的病因可分为全身因素和局部因素。

1. 全身因素

包括高龄、消耗性疾病或恶性肿瘤导致的低蛋白血症、贫血和腹腔积液等，以及长期应用类固醇激素和免疫抑制剂治疗等。这些因素最终都可能影响切口的正常愈合，从而导致了腹壁切口疝的发生。另外，肥胖和长期吸烟也和切口疝的发生密切相关。肥胖者腹壁脂肪层厚，肌层和筋膜较薄弱，术后又易发生切口感染、脂肪液化和切口裂开等情况，这些都增加了切口疝发生的可能。吸烟使得肺组织中抗蛋白酶活性下降，血清中出现游离的、有活性的蛋白酶和弹力酶复合物，这些复合物可破坏腹直肌鞘和腹横筋膜，致使切口疝发生率上升。另外，胶原代谢的异常也导致了瘢痕组织强度的下降，影响了腹壁的强度。

2. 局部因素

腹部手术伤口的愈合遵循组织愈合的共有机制，愈合过程分为三个阶段。首先为炎症阶段，约为 4~6 天，此时伤口的完整性完全依靠缝线的强度和缝合力来保持。其次是纤维增生阶段，伤口通过胶原纤维的桥接，其抗张强度快速增强。再次进入塑型期。一般而言，腱膜在缝合后的 3 周左右抗张强度约是原组织的 20%，4 周后是 50%，半年后可达 80%，但很难回复到原有的强度。

（1）切口感染：切口感染是国人发生切口疝的主要原因，其炎症反应破坏了弹性蛋白、胶原纤维和其他支持组织，使组织不愈合或延迟愈合，愈合后的瘢痕组织抗张强度下降，导致疝的发生。

（2）切口裂开：对伤口裂开再缝合患者随访 1 年的结果显示，发生切口疝的概率高达 43%。伤口裂开多发生在术后 1 周左右，此时伤口的完整性主要靠缝线的拉合，当腹内压力突然增加或缝合技术及缝线选择不当时，都有可能发生切口裂开。如若切口哆开没有及时处理，切口疝的发生是在所难免的。因此，伤口裂开和哆开是切口疝发生的另一主要原因。

（3）缝合技术：不良的缝合技术可导致伤口脂肪液化、感染或裂开，从而引发切口疝。缝合时要对合腹壁各层次，切口中不应留有空腔、血块和异物。缝线长度与切口长度的比例为 4 ∶ 1 时，切口感染和切口疝发生率最低，这样的缝线长度既可使缝合的切口保持一定的抗张力，又不会因缝合太紧造成切口组织缺血、坏死、引起感染或裂开而增加发生切口疝的危险。至于是用连续缝合还是间断缝合，可减少切口疝发生，目前尚无定论。

（4）缝线的选择：不恰当的缝合材料可以导致切口感染及切口裂开等情况的发生，从而增加切口疝发生的风险。多股编织的缝线相对于单股的缝线，易导致细菌存留，引起切口感染的机会增大，因此缝线应尽量选择单股线。由于缝线在切口愈合期间要承受对伤口的支持，因此在一定时间保持缝线的牢固度是很重要的，不可吸收线显然可以做到，降解时间超过半年的可吸收线能够达到同样效果，短时间降解的可吸收线增加了切口疝发生的风险。

（5）切口的类型：切口疝多见于直切口，腹直肌是纵行走向，其他腹部肌肉纤维、筋膜均横行或接近横行走向。纵行切口无疑切断了这些肌肉纤维和筋膜以及支配这些肌肉的神经，切口缝合后，缝线的受力方向与组织纤维方向相同，当腹壁肌肉收缩时，缝线有可能切割纤维组织而造成伤口裂开。横向切口缝合后缝线方向与肌肉组织纤维走向垂直，肌肉收缩时缝线的受力较小，对伤口的影响较小，因而产生切口疝的风险大大降低。

二、临床表现

主要表现为在原手术切口处出现突出的肿物，直立或咳嗽时肿物突出更明显，平卧后肿块常能消失或明显缩小。如果疝囊较大并有较多肠管或网膜进入其中，则会有坠胀不适及腹部疼痛感，有些患者还会因此出现排便不畅。由于切口疝的疝环一般较大，因此较少发生疝嵌顿。体检时要求患者平卧，回纳疝内容物后，一般可清晰扪及疝环的边缘。

三、辅助检查

根据临床表现即能明确诊断切口疝，对于少数早期缺损小同时又较肥胖的患者，此时仅有症状，却无腹部体征，辅助检查对明确诊断就较为必要。但更多时候对切口疝的辅助检查，在于了解缺损部位、大小、范围、疝内容物的性质及粘连的程度。

1. CT 检查

CT 检查是目前较理想的一种辅助检查方式。通过 CT 检查不仅可明确诊断，还可判断疝环的部位、大小、疝内容物的性质及是否有隐匿性缺损及粘连情况。患者通常取平卧位，检查时嘱其行 Valsalva 动作，以提高 CT 诊断率。患者可口服 2%的泛影葡胺造影剂，这不仅能明确疝内容物是否为肠管，还有助于判断肠管与疝囊是否有粘连以及粘连的部位和疏密程度，对术中粘连分离有指导作用。相对于其他检查手段，CT 检查具有对患者影响小、操作方便、诊断价值大的优点，可作为常规术前检查。

2. B 超检查

其影像学表现主要是肌层的中断，并可找到与腹腔相通的疝内容物，在体位变动或咳嗽时内容物可进出腹腔。B 超检查对辨别内容物是否为肠管有一定帮助，也是一种简单、无损伤的检查。

3. X 线检查

X 线检查相对于 CT 和超声检查不具优势，目前较少应用。其诊断疝的存在主要依赖于在成像时疝囊内有肠管，且肠管内最好有对比物，如钡剂等，否则诊断就比较困难。

四、诊断

通过临床表现及辅助检查，切口疝的诊断是不难的，最为重要的是需要了解切口疝的部位、疝环的大小及疝内容物与疝囊壁是否有粘连等，以指导手术修补。

五、治疗

目前，手术治疗是唯一能够治愈切口疝的方法，对不能耐受麻醉或手术者，可使用弹性腹带包扎以减轻疝的突出，并可改善患者症状及延缓病情的发展。对施行手术者，术前应进行详细评估，尤其是对心肺功能的评估，因为术后疝内容物的回纳，尤其是较大疝囊内容物的回纳，会造成腹腔内压力增高，致使膈肌抬高，加重心肺负担，引起心肺功能下降甚至衰竭。因此，术前的戒烟、吸氧、腹带加压包扎，以及适当的肺功能锻炼对肺功能较差、疝囊较大的患者非常必要。也有人建议，术前定期行腹腔穿刺注入气体，逐次增加注气量，使患者先行适应腹压增加的状态，减轻疝内容物与周围组织的粘连，但这种做法有损伤肠管的风险，可进行一定的减重治疗。另外，清洁肠道准备是必需的，并建议预防性应用抗生素。修补方法有：

1. 组织修补术

通常选择原手术切口为手术入路，也有人选择疝囊旁新切口，注意避免损伤疝囊内的肠管，分离粘连，完全回纳疝内容物，明确疝环边界，分层缝合腹壁组织，如有可能可将筋膜重叠缝合以加固腹壁。这种术式是补片应用前较为常用的术式，但是由于缝合处张力较高，可导致 25%~50% 的复发率，术后伤口疼痛明显。如缝合张力较高，可采用腹壁组织分离技术，以达到减张缝合。另外，对缺损较大的切口疝，往往无法直接缝合修补。现逐渐被补片修补所替代。

2. 补片修补术

目前，临床使用的补片多为不可吸收材料，大体可分为聚酯补片、聚丙烯补片、聚丙烯-膨体聚四氟乙烯复合补片等。聚丙烯补片和聚酯网片因会引起严重粘连，故不能直接放入腹腔内使用。根据补片植入腹壁层次的不同，补片修补术可分为以下几种类型。

（1）肌筋膜前放置补片修补术：在打开疝囊、回纳疝内容物后，在疝环四周的肌层或肌筋膜前做皮下组织游离，超出疝环 3~5 cm 范围，缝合腹膜后，将聚丙烯补片置于肌筋膜前，选择的补片大小超出疝环 3~5 cm，将补片与肌筋膜在补片边缘与疝环边缘缝合固定两圈。其优点是手术操作简单，手术时间短，较大的切口疝也可修补；缺点是手术创伤大，疼痛明显，由于补片位置表浅，对于脂肪层较薄的患者术后有修补区域僵硬感。由于补片外缺乏肌层、筋膜的帮助，仅由缝合点来抵抗腹腔内的压力，术后复发率虽较单纯缝合有所下降，但复发率略高。

（2）肌层后放置补片修补术：回纳疝内容物后，在疝环四周的肌层后或腹膜前做组织游离，超出疝环 3~5 cm 距离，缝合腹膜后，于肌后置入超出疝环 3~5 cm 的聚丙烯补片，分别将补片边缘及疝环边缘与肌层缝合固定两圈，补片前方可放置负压引流，以减轻浆液肿的发生。其优点是不仅有缝合点抵抗张力，